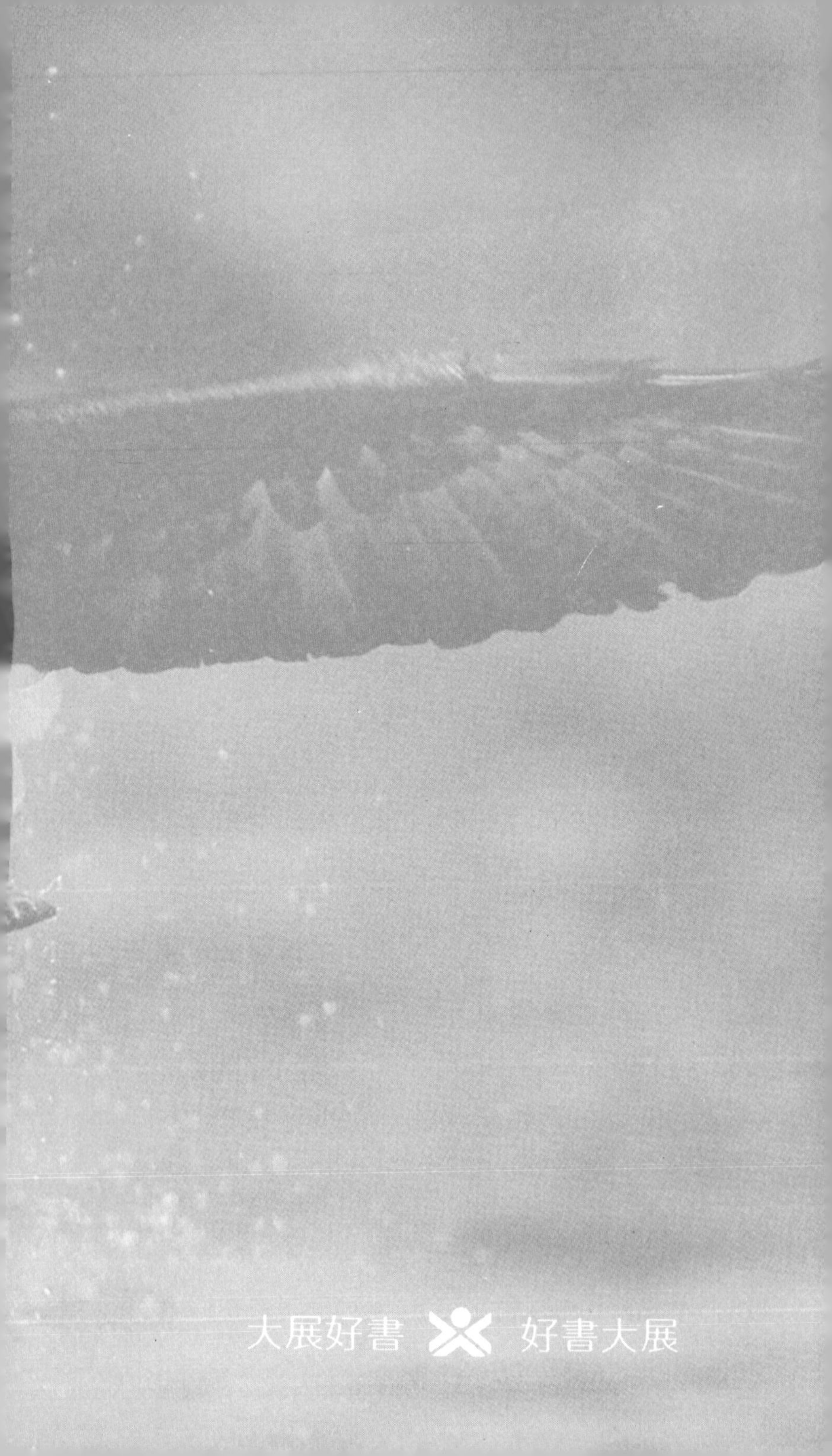
大展好書 好書大展

大展好書　好書大展

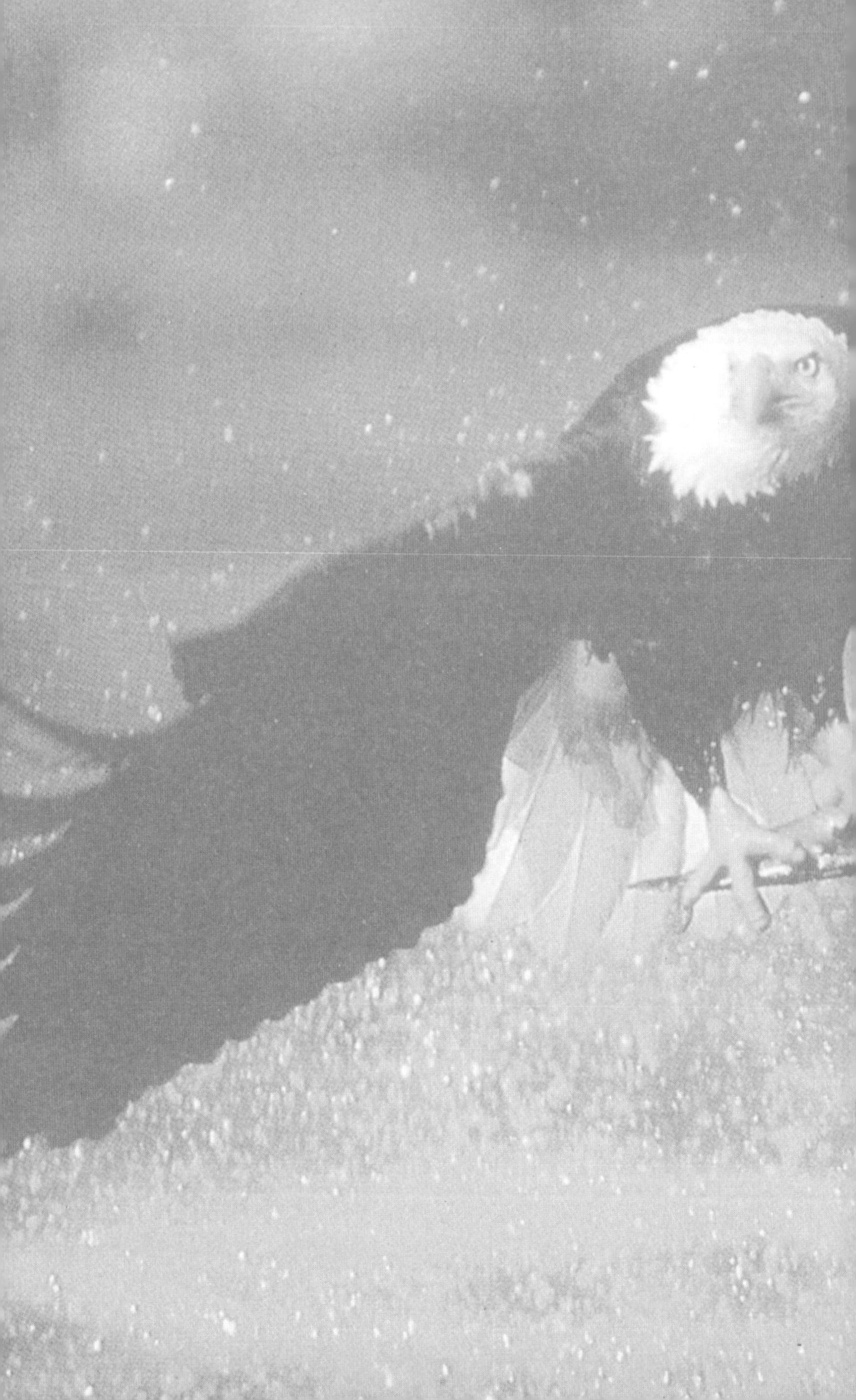

婦幼天地
25

產後
恢復苗條體態

居理安・芙萊喬／著
劉名揚／譯

大展出版社有限公司
DAH-JAAN PUBLISHING CO., LTD.

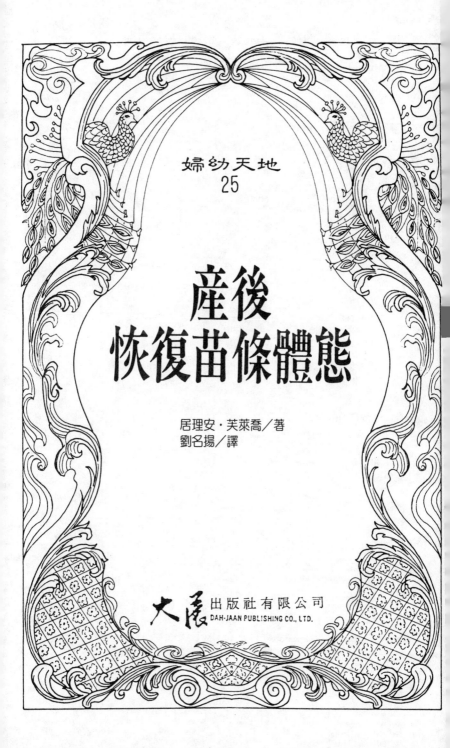

前言

在過去十八年的歲月中，我身為國家生產基金會（NCT）的產前指導老師兼婦產科物理治療師，而有幸成為產婦們這一生中最具挑戰與刺激時刻的指導老師兼顧問。我主要的任務是提供資訊給產婦們，讓她們做出最佳的選擇，安然無事地度過懷孕期、生產期與產後的期間，與她們同甘共苦。透過與她們及其伴侶和小孩的接觸，我學習到許多的事物，也因而成長了許多。

一九八六年，我正忙碌於婦產科物理治療師的資格考試，並撰寫一篇以「婦產科物理治療師在健康女性中心與產後支援團體」為題的論文。在這同時，我產生了一個撰寫有關女性成為母親的書的念頭。那一年之後，我成為「照顧自己」（LA

Y）的老師，而發現到LAY所提供的資訊，對於為人父母者十分重要。

「照顧自己」的方案，是由政府的健康教育組織所籌劃，目標在於提醒人們要知道生活型態對於心臟與血管疾病有重大的影響，呼籲大衆要注意自己的健康，過著合乎健康的生活。另外，LAY也提出如何處理運動、健康飲食、抽煙、飲酒與壓力的問題，並指導自我鬆馳的方法。藉此我得知何謂壓力，也習得處理壓力的方法，對我而言，真是受益匪淺。

一九八九年，我很幸運地能夠代表國家生產基金會參加在阿姆斯特丹所舉行的有關婦科的心理治療之國際性會議，這次的會議，給予我不少的啟發。

會議的議題是「自由的女性・九〇年代女性的健康」。在開幕致詞中，主席特別強調女性的自由與其健康的關係，要成為一名自由的女性，需要健康狀況良好，一旦成為自由的女性，才能夠維持健康。與會者也都肯定女性迫切地需求更多能夠維護自己健康的資訊，並且獲得適當的醫療照顧。

過去三年來，我曾參加國家生產基金會產後運動教師訓練課程。這訓練個案已經圓滿地完成了，現在全國各地已有許多的產後運動與座談課程正在進行著。由於產後運動教師逐日增加，因此可供更多初為人母的女性參與特別為她們設計的課程。同時，也由於我投入這工作，而使這本書得以完成。

本書的完成，要感謝許多人的鼓勵與幫助。在此，要感謝國家生產基金會的瑪麗紐本、莎莉克倫頓、蘇普魯頓、潘巴特列特、安本根等人，以及艾布里出版社的費歐納馬克林泰爾，他們給予我良好的建議。

另外，婦產科物理治療師摩莉捷寧絲與瑪里翁葛蘭特，YMCA的運動教師兼訓練員裘蒂迪蘿歐爾，給予我有關運動方面的建議。謝雷安席爾給予我有關哺乳方面的建議，以及具有國家檢定資格的營養飲食調配師——卡倫慕羅、蘇里克絲、喬歐法瑞爾、月文羅伊、維洛尼卡路易絲、里茲哈格絲特等人，給予我有關障礙母親的建議。在此，要感謝他們與我分享他們的專業知識。

同時，我們感謝那些願意將她們與嬰兒的可愛留影刊登在本書的母親們。我確信在她們的協助下，本書讀者更能清楚地了解到所有的運動。在這同時，也要感謝願意與我們分享初為人母經驗的母親們，並要感謝莎莉克倫頓和迪茲梅瑞迪為我收錄她們的談話。

在過去的一年裡，我尤其從YMCA訓練發展部門的產前與產後運動訓練課程中獲益良多。同時，我從同事吉爾蓋絲克爾、蘇西迪納恩和裘蒂迪蘿歐爾身上學到了許多。

我也要感謝LAY的同事——保羅懷特與安阿里斯，他們讓我分享了他們的知識與經驗。最後，我要感謝我的朋友亞維休斯頓與桑德拉席爾維斯特，他們鼓勵我，而使我得以完成這本書。

我最要感謝的是我的丈夫大衛與三個兒子——安德魯、羅伯特與理查，只有與我生活在一起的他們，才能夠了解即將截稿的緊張。

我在撰寫此書期間，許多女性告訴我，她們深切地體會到養兒方知父母恩。還有，在我和一些身體有殘障的母親交談時，我想到了我的母親派特古希儘管身體部份癱瘓，卻與二個孩子融洽相處的情形。她在我十一歲那一年逝世，因此我們沒有機會分享身為人母的經驗。本書是以對她充滿愛的回憶而寫的。

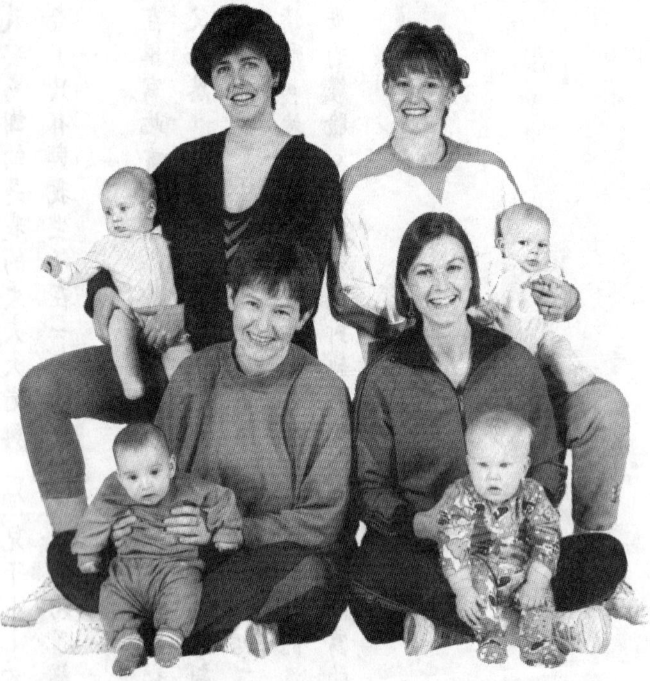

本書模特兒由左上方以順時鐘方向，依序為阿貝萊爾與嬰兒艾瑪，琳達特蘭特與嬰兒莎拉，吉利安克羅魯斯林與嬰兒史蒂芬，以及葛琳德南達與嬰兒漢那。

目錄

介紹

對女性而言，初為人母是令她終身難忘的時刻。不論在事前閱讀了再多的相關書籍和討論，或是從一些親密的朋友與姐妹身上，得到了成為母親的經驗談。但是，在妳生下孩子以前，妳卻無法說妳已經充份準備好成為母親的事實。那種溫暖的感受有如魔術一般，會自然地流露出強烈的情感。溫柔與愛的流露，宛如在妳身上從未開發，而突然被開發的處女地一般。

這種感覺是筆墨難以形容的，對於從未有過為人母經驗的人而言，尤其如此。傳統母親的形象——是臉上洋溢著滿足感的母親，而擁有紅潤肌膚的嬰兒就躺在她的懷抱中——這只是一部份的事實而已。

對某些人而言，晉升為母親是一件很容易的事。但是，有的人在這轉變過程中，卻受到很大的驚嚇。許多女性總是將母親的角色過份理想化，然而不幸的是，在生理上與情感上遭遇到的挫折，往往使她們失落了。她們會感到受挫，充滿罪惡感、缺乏信心，因為她們無法扮演好理想中的角色。

晉升為母親不美好的一面，也許比妳預期中的更糟。妳會經歷到很大的挫折感、倦怠感與憂慮，比妳所料想的更大。最初，妳似乎必須把所有的注意力投注在無助的初生兒身上，甚至在妳懷胎的時候，妳就已經這麼做了。妳會因為覺得身負重任，而在情感上很容易受挫，這全都是嬰兒所引起的。

在妳懷孕期間，可能會想像自己無微不至地照顧嬰兒的樣子，不過，一旦真正成為母親後，又會面臨更多、更大的考驗。

很多母親都認為嬰兒時期是很短暫的，因此，將其視為是家庭的重心，盡心盡力地給予照顧，結果，就這般地讓自己成為一個永不倦怠的奴隸，經常陪伴在孩子的身邊。不過，這對孩子來說，反而是一種負擔。當孩子慢慢地長大後，為人母者要發展出自己獨立的個性，讓孩子了解到母親也擁有獨立的人格，這是很重要的一環。

這麼一來，在妳面對現實生活時，妳的生活步調會十分正常，而同時妳也能成為一個「好母親」。重要的是，妳要知道和孩子之間的關係，是互動的關係，因為孩子自哇哇墜地以來，便是一個獨立的個體。父親也有照顧孩子的責任，這不只是妳個人的責任。

這很可能是妳目前所面對的最具有挑戰性的角色——非常有成就感，但是同時也要付出心血，並且容易受挫，而這是一生中非常重要的事——不像其他的人際關係，可以結婚、搬家或換工作來作為逃避。由於這角色的重要性，再加上大部份女性對這角色的投注性，所以一般女性也投注了很大的心力，想要扮演好這角色，並試著去喜歡這工作。

現代的避孕方法使現代人能決定在何時才要生小孩，因此在這方面的負擔似乎又多加了一層。在原先認為自己作出最正確的選擇，並與配偶達成共識的時候，自然很難再去承認生活並沒有想像中那麼愉悅。其他母親的沉默，更使初為人母者認為自己是唯一適應不良，特別是在其他人看來似乎樂於成為母親而很神奇地適應母職的時候。

嬰兒出世以後，對女性的生活會產生重大的影響。這是在各方面都需要重新調整，是具有挑戰性而又容易令人打退堂鼓的時期。在我們感受到日常的作息有秩序的時候，我們會覺得很有安全感。任何形勢的改變都會引發壓力，而一位初為人母的女性，必須要在短暫的時間內，適應各種不同的改變。

這些改變，不僅是產後在生理方面要復原的改變，還要面臨生產的痛苦與情緒上的改變，以及成為母親以後，與其伴侶關係的調整。對某些女性而言，要從朝九晚五的上班族轉變為全職的家庭主婦與母親，在經濟上不再獨立，而要依賴配偶，並失去每天與同事接觸的機會，也喪失了社會地位。

要回到工作崗位上的母親，在這之前，要為孩子找褓姆，並考慮到嬰兒是否能適應的問題。

身為母親的女性，很像是一位雜耍特技演員，要同時旋轉許多盤子，而不讓盤子掉落下來。每一個為人母者都會了解這比喻，因為要身為母親，同時扮演好安慰者、指導者、護士、褓姆、縫紉師、廚師、清潔員、管家的角色，在這同時，還要注意到配偶的需要。工作時間是屬於機動性的，因為二十四小時內，要隨時聽候差遣。同時，這些工作毫無薪俸可言，因為以傳統的眼光來看，其工作已在精神上獲得回饋。

身有殘疾的母親，在調適的過程中會備嘗艱辛，因為她缺乏她所需要的特有的資訊，以及處理情感和受孤立的情緒，無法達成一般母親所做的工作。身有殘疾的母親在沒有資訊與專業人才的幫助下，想要勝任母職會備感困難。

初為人母的最初幾週，會備感壓力。了解到何謂壓力與壓力對妳的影響，妳便可以學習到如何處理這些壓力。

沒有人告訴我，要如何調適產後的心理。有時候，我在面對嬰兒時束手無策，而很難以接受自己身為母親，竟如此軟弱而無用。

所謂壓力是因人而異的，不過大多數人都將之視為是負面的力量。有些人認為這是環境所引起的，由於無法掌控而引起壓力；也有一些人認為是情感上的焦慮，是因為工作過量或受迫過度而引起的。在現實生活中，壓力也具有正面的意義，因為我們都需要某種程度的刺激和挑戰，而有效地發揮自己的能力。

當我們感覺到自己所面對的情況與需求失衡的時候，壓力似乎有害，而無法控制。在這過程中，最重要的是「感受度」，這可以用來解釋何以某些人的努力充滿了壓力。舉例而言，截止日期的設定可以激發某些人的生產力，而對於某些人則只會引起其恐慌，以致無法如期完成工作。

將壓力視為是需求與能力之間的不平衡，這想法有助於妳由被動轉而採取主動，可能妳無法改變加諸妳身上的要求，但是妳可以學習到如何安排這些事項。同時，妳可以視需要來改變回應的方式。當妳遇到某些重要的關鍵性時刻或要求時，妳可以減輕其他方面的要求。妳不需要隨時聽候差遣，因為那是妳平日的事。

本書中，將會教導妳如何辨識壓力，了解責任為何，並找出因應之道。同時，也教導妳如何使用鬆弛的技巧，以消除本身的壓力。

「自我產下嬰兒以後，醫療專業人員似乎理所當然地專注於嬰兒的狀況，而我則不去打擾他們，詢問有關於自己情緒和生理上的問題。」

許多女性在孩子還很小的時候，被要求同時照顧年老的親屬。在政府的提倡之下，已成為一種趨勢。所有對女性的要求，使女性忽略了自己的健康，因為她們必須為家庭付出所有的心力。

大多數人只有在失去健康的時候，才了解到健康的可貴，否則只是將之視為理所當然的。世界健康組織將健康定義為「心理、生理與社會上的良好狀態，而不只是沒有疾病」。女性由於某些不知名的原因，而無法像男性一樣，擁有良好的健康。

某些疾病是婦產科方面的問題，但是在某方面，對男性似乎也會造成影響。

女性所面對的最大問題，是實際上的健康照顧指導者和政策決策人員都是男性，因此她們在健康方面，無法受到良好的照顧，因為男性決策者並無法了解女性的需要。

女性一生中自然的生理經驗，

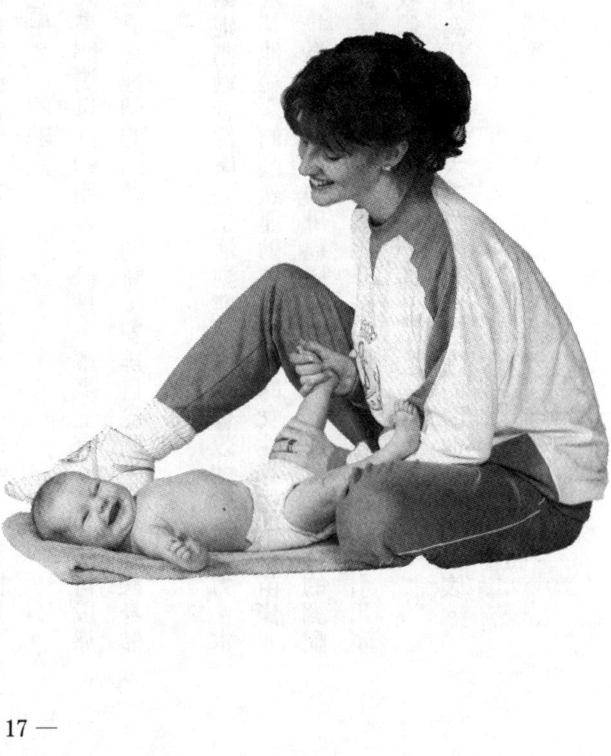

如：月經、懷孕、生產與更年期，以及停經的經驗，都已經被醫療化了。結果，女性誤以為只有醫療上的照顧，才能幫助她們度過生命中的階段。

長期以來，女性被鼓勵期待由他人來解決自己的問題。但是，實際上有許多問題可以靠她們本身的力量來解決，只要她們知道這是她們的問題。同時，安排自己的生活，鍛鍊身體，並減少任何潛在的問題。

本書提供女性所需要的資訊，鼓勵她們過著健康的生活型態，同時有效地處理壓力。本書內容提供產後最初幾天的運動，以及其他範圍的劇烈運動，使產後的女性身材恢復苗條。還有，教導女性調適初為人母的壓力，並為身有殘疾的母親提供新資訊。節食與飲食的調配、重新回到工作崗位與保持健康等資訊，也一一給予詳盡的介紹。同時，在本書中，引用了許多女性所說的話，她們很親切地與我們分享身為人母的經驗。

本書中，嬰兒都以女性的「她」作為代表，較大的孩童則以男性的「他」作為代表。

第一章　最初幾週

在妳生下嬰兒的最初幾天，妳會感到驚奇，並混雜著複雜的情緒。在產下嬰兒以後，妳會感受到一切都已經結束的疲倦感與解脫感，隨之而來就是了解她的興奮與喜悅的不確定性，以及關於新角色的焦慮，還有加諸妳身上的要求。

當新生兒成為衆人的焦點所在時，妳要記得妳也有本身的需要，這是不可以忘記的。妳需要花一些時間去調適新生兒所帶來的改變。花一些時間陪嬰孩度過快樂的時光，但是對自己的要求不要太多、太快。

也許，妳可以很快地恢復產前的身材，因此妳可以穿上過去幾個月來沒有穿的衣服。本章包括數個運動方案，幫助妳恢復原來的身材，愈快展開運動，就愈快恢復生產前的身材。最重要的運動都標示了星號——這表示是妳應該儘快去做的運動。

照顧嬰孩的這幾年，是許多婦女發展出意識到她們本身的身體的時刻，這很可能是她們過去未曾有過的體驗。同時，在產後數個月的運動，她們會發現到自己比以前懷孕時更瘦，身材更好。

在懷孕期間，妳的身體會有很大的變化，因此要調適這期間增加的體重與體位，好來適應妳的嬰兒。但是，這些改變是漸進的，因此妳有足夠的時間來適應這些改變。

然而，在妳產下嬰孩後的數天，妳的身體會有富於戲劇化的改變，因為它開始恢復正常狀態，並分泌乳汁以哺育妳的嬰兒，這過程始於懷孕期間與生產後。因此，這會使妳對自己的身體感到有點奇怪與陌生。了解這些改變何以會發生，有助於妳去適應這些變化。

腹部肌肉

在妳產後的最初幾天，很可能會訝異於腹部是如此地伸張與鬆弛。當妳想到在懷孕期間，腰圍大約增加了五十公分（二十吋），就不會感到那麼驚訝了。這時，也需要花一些時間，才能使腹部肌肉恢復原先的狀態與力量。

腹部的肌肉包括了四層縱橫交錯的肌肉，並具有以下的功能：

● 保護腹部的臟器，包括懷孕時的子宮。
● 支撐脊椎，並使骨盆維持在正確的位置。

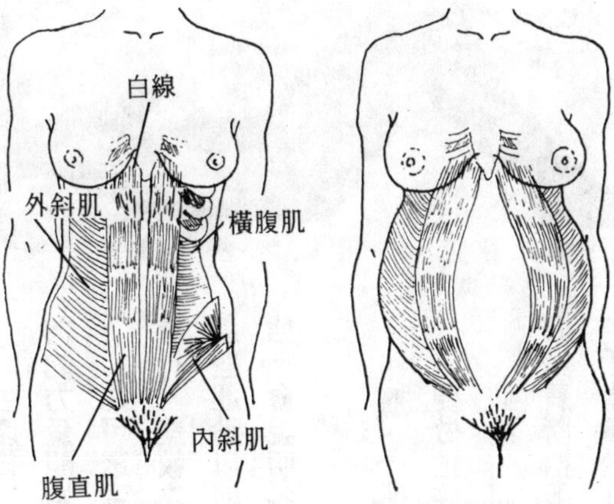

懷孕前　　懷孕期

●可以逐步地從各方向運動。

●這些肌肉幫助身體的排出運動，例如：生產、咳嗽與打噴嚏。

在最外側，由上直降至腹部中央，由上而下的肌肉稱為腹直肌。腹直肌包括了二個半面，由一層薄薄的，稱為白線的纖維組織結合在一起。在腹部二側的肌肉，由不同的方向斜斜地穿過腹部，更底下的一層，則是由一側邊穿到另一側，直直地穿過腹部。這幾層肌肉，有的並不在腹部中心交叉而過。在腹部的中央下方，只有一層肌肉，因此該部位特別多肉，而容易受傷。

在懷孕期間，白線會開始變軟，並開始擴張，使腹直肌的二層肌肉分開，以調適配合逐漸長大的胎兒。這肌肉的分開，被稱為是腹直肌的分

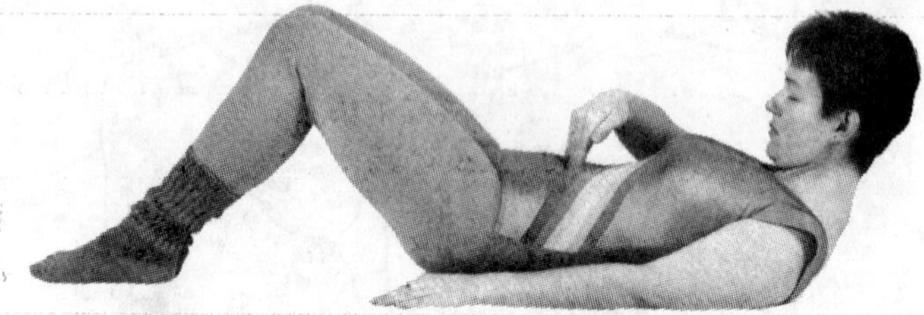

離。

生產後三～四天，妳會發現到約有二～四隻手指寬的空間。當肌肉的力量開始增強時，這空間會縮減，變成只剩下一個手指的寬度。

妳可透過一些簡單的運動，儘早渡過這個階段，同時，也要開始進行一些較為強力的運動，讓肌肉恢復原來的形狀與力量。在開始做這些運動以前，要先做一些簡單的檢查，看肌肉是否已恢復至正常狀態（會說明各個運動是檢查哪一些肌肉的）。

腹直肌檢查☆

要做正確的檢查，需要用力地運動這些肌肉。

仰躺，屈膝，腳底貼於地面或床上。用力拉妳的腹部肌肉，並將頭與肩膀抬離地面。同時，伸出一隻手，朝腳掌方向平伸。另一隻手的手指置於肚臍下方，感覺到二條有力的腹直肌正在用力。

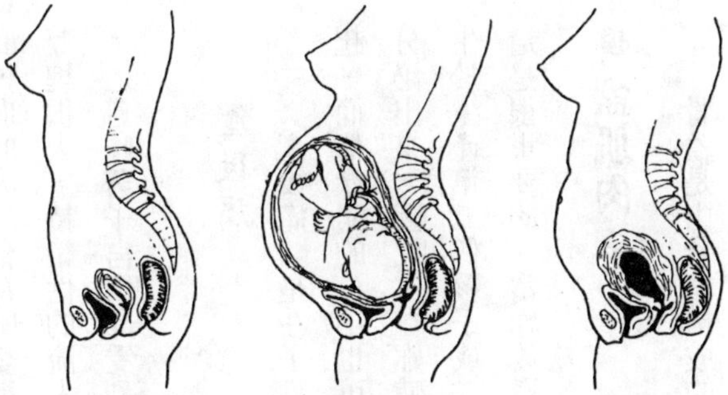
懷孕前　　懷孕期　　產後數日

子宮

子宮是由肌肉纖維所組成的袋子。在懷孕期間，由於體內荷爾蒙分泌的影響，子宮會隨著胎兒的成長而逐漸擴張。這種變化是相當大的，可以想像子宮由懷孕前有如小梨子的形狀擴張成有如一個西瓜那麼大，而其重量也由大約六十公克（二盎司）增至一千公克（二又二分之一磅）！由此可以想見其變化是多麼大了。

生產以後，隨著胎盤的排出，子宮也變得相當小了。但是，它還是需要大約六週的時間，才能完全收縮至最初的大小與重量。這收縮的過程稱為復舊。當子宮復舊時，子宮內部不需要的東西會排出。這排泄物稱為惡露，大約持續三～四週。最初，是由胎盤處排出紅色的血來，過了幾天便呈褐色，過了數週以後，則呈黃白色。顏色的轉變是不可預期的，因為在這期間，血的流失會有所變量。最常見的是小小的血凝塊。一般的惡露不會有惡臭。如果妳發現凝塊很大，持續性的流失或極端的流失，或是產生惡臭，必須把這種情況告訴助產士或醫生。這意味著子宮內部受到了感染，應該要接受治療。

產後痛

「產後痛」是在子宮收縮，縮小至原來狀態時發生的。這收縮是由於催產素的分泌而引起，而催產素的分泌也可以促進乳汁的分泌。當妳把嬰孩抱到胸部前時，催產素就會自動地分泌出來。因此，在妳哺乳的時候，妳會特別意識到產痛與促進惡露的排出。產後痛較常發生於生產第二個孩子或二個孩子以上的經產婦身上。認識到產後痛是生產過程中的一部份，這是很重要的。當妳放鬆心情來呼吸時，會比緊繃著情緒更感到舒適。

骨盆肌肉

骨盆是由骨骼構成的盆狀物，包括了二個大的骨盆骨，在脊椎的底部（骶骨）下方連結，稱為骶髂關節。骨盆骨的連結，在前方有一關節，稱為恥骨連結。在脊椎骶骨的下方，有

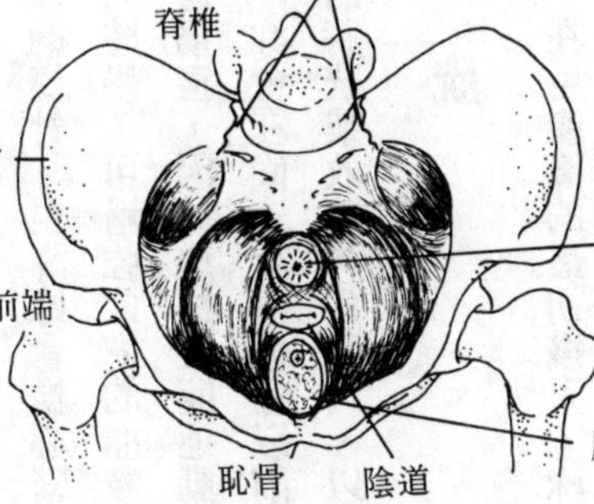

骨　盆

四塊小的骨骼，構成了尾骨。

骨盆主要的功能是支撐身體的結構，同時保護子宮和膀胱，在懷孕初期，也保護正在成長的胚胎。構成盆狀底部的，是一層肌肉，稱為骨盆肌肉。骨盆肌肉分為二層，即較內部的一層與外表的一層，由恥骨連結至尾骨，並穿過二邊的髖骨。

在這些肌肉中，共有三個出口。一是由膀胱延伸出來的尿道出口，位於前方。另一是由子宮延伸出來的陰道口，位於中央。另一則是由大腸延伸而來的肛門通口，位於後方。

在外層肌肉，有環結在這些通口，稱爲括約肌，能使這些出口緊密地密合，特別是在腹部用力的時候，如：當妳咳嗽、笑或打噴嚏的時候。懷孕期間，骨盆會支撐胎兒、胎盤，以及擴大的子宮內，一些額外的液體的重量。生產過後，這些肌肉會極度擴張而脆弱，因此，要儘可能常運動這些肌肉，使它們恢復強健的狀態。

假如妳因爲裂傷或女陰切開術（有時候，在生產時用來擴大陰道開口的手術）而有一些手術的縫針，也許妳會擔心緊縮這些肌肉，會導致疼痛的發生。當妳用力緊縮並放鬆這些肌肉的時候，可增強此處的血液循環，並促進癒合過程。當妳運動時，對這些傷口並不會造成任何傷害，因此愈快展開運動愈好。

妳會在尙未有所領悟以前，就已經熟悉如何運動妳的骨盆肌肉，每次當妳覺得需要放空妳的膀胱或收縮骨盆肌肉，以免溢尿時的情況便是。

膀胱

在生產後的最初幾天，妳會發現往往需要經常地排尿。某些婦女在生產以後，有排尿的困難。這很可能是因為尿道（由膀胱導引至體外的管道）擴張與瘀血之故。有時候，需要用導尿管，直到膀胱恢復正常狀態為止。如果妳在生產時產生硬膜，產後數小時妳可能需要裝置導尿管。

產後經常會發生的問題之一，就是壓抑性失禁。這是一種不由自主的排尿的現象，通常發生在咳嗽、大笑或打噴嚏時。這是因為腹腔內的壓力增加所引起的。要儘快進行骨盆運動，並持續性地去做，有助於矯正上述的情形。在做骨盆腔收縮運動時，同時也做其他運動的人，會比只是做骨盆腔收縮運動有較大的益處。

如果妳在進行骨盆腔收縮運動數週以後，仍然無法很好地控制膀胱，則必須與婦科醫師商量，請他給予妳更多的訓練。某些女性很可能需要借助手術來修復「脫出」——這種情況是因為陰道的力量不足，而使子宮、膀胱或直腸掉入不正常的位置。

「我在接受剖腹生產後，大約六～八個星期都無法舒服地坐著。好幾個月來，我感到疼痛與不適。有一陣子，在面對這問題時，感到很孤單。直到遇到一些因自然生產，而感到有會陰疼痛問題的產婦。假如妳是以自然生產的方式來生產，傷口的縫合是值得深入探討的問題。」

此外，還有其他類型的排尿的不適狀況，並不能透過骨盆運動來獲得改善。很重要的是，妳需要接受正確的診斷與治療。在妳認為需要的時候，妳一定要尋求協助，不要以為在妳生下嬰兒以後，就有必要忍受身體不適或其他的情況。妳所需要的幫助一定是不虞匱乏的，問題是在於是否能找到正確的治療妳的方法。

會陰

會陰是在陰道與肛門之間的皮膚與肌肉，假如該處有縫合口，或是在生產時，嬰兒的頭部通過所造成的瘀血，會陰部位會在最初幾天感到非常疼痛。在此，提供一些改善的方法。

在休息的時候，花一些時間平躺，以減輕肌肉的壓力。在臀部與腰部各放一個枕頭，同時在胸部保留一個溝。要小心地避免壓迫到胸部，才不會使乳腺受到壓迫，而導致淤塞。

側躺在床上，或坐在中空的橡皮墊上哺乳嬰兒，可以減輕部份的肌肉壓力。但是，不要坐在橡皮圈上過久，因為很可能會導致會陰部的腫脹。

對於許多人而言，山金車藥劑是治療瘀血與外傷非常有效的藥物。

上廁所或排尿時，身體向前傾而坐，或是採取半蹲的方式，可以避免過度的疼痛。

用小鏡子來看一看會陰處的縫合傷口，妳會發現真正的情況並不如想像中那麼糟。基本的骨盆腔收縮運動，請參照四十八頁。要儘快地開始去做，該運動能加速妳的痊癒。保持會陰部的乾燥與乾淨，是降低受到感染的重要措施。要確定浴室、廁所、臉盆都是清潔的。特別是在醫院裡時，受感染的機率往往會比在自宅中更高。在醫院中，可以利用經過酒精浴室清潔劑消毒，或是可以隨時拆線的馬桶座椅，以保障自身的安全。

假如用臉盆或蓮蓬頭清洗會陰部，要確定水流的方向是由前至後，否則很可能會將肛門的排泄物沖到會陰部位。在使用衛生紙的時候，要確定擦拭的方向也是由前向後，以避免先前接觸過肛門的衛生紙再碰觸到陰道。

在醫院裡，衛生毛巾應該置於封閉的塑膠袋中，再置於衣物箱中，並小心地處理。如果妳需要更多有關避免受到感染的資訊，可參考國家生產基金會的小冊子——產後感染。

痔　核

在肛門附近產生的靜脈腫瘤，其導因如下：

● 懷孕期間，荷爾蒙有所改變，致使靜脈血管壁擴張。

●懷孕與生產期間，骨盆肌肉壓力的增加。

某些女性會經歷到在陰道開口處附近，產生靜脈腫瘤的困難。這情況被稱為陰道靜脈腫瘤。

骨盆肌肉運動有助於促進陰道開口處的血液循環，可以加速康復。也許，利用一些如軟膏的塗劑，可以減輕痛苦與腫脹，因此在遇到這些難題時，應該告訴專家們。

儘量避免便秘或壓抑排便，因為這種做法只會使靜脈腫瘤的情況更加惡化。如果該處有縫合的傷口，在排便時，將一捲衛生紙置於該處，會使妳更加舒服。要確定飲食中，含有大量的纖維素，並飲用大量的液體。

「我從未曾想過會罹患痔瘡——其疼痛令人欲哭無淚，這並不是一個很好的課題。」

剖腹生產

假如是接受剖腹生產，在最初的幾天，可能會因為傷口的不適與移動的不便而產生一些問題。這時，要找出最舒適的姿勢，以哺乳嬰兒，並以最舒服的姿勢上下床。對許多婦女而言，對於疼痛的過度憂慮與擔心傷口不能癒合，反而會使情況變得更糟。憂慮所造成的壓力，只會使傷口更加疼痛。在站著的時候，很可能會想要向前傾，以保護傷口，但是應該儘可能地直立站好。在行走的時候，放鬆並輕鬆地呼吸，以一隻手支撐傷口部位。

要發現一個最舒適的哺乳方式，可能是不斷嘗試錯誤的過程。將一個枕頭放在妳的大腿上，用以支撐嬰兒，同時也可以保護傷口。妳將會發現坐在椅子上，會比坐在床上更容易哺乳（參見國家生產基金會的指導手冊——剖腹生產後的哺乳）。

最初，在上、下床時，會需要他人的協助。很重要的是，任何人在幫助妳上、下床的時候，應該要讓妳以自己的步伐行動，而不要拖著妳進入坐著的狀態。以一隻手支撐妳的傷口，同時彎曲膝蓋，雙膝慢慢併攏，同時肩膀呈一直線，避免肌肉扭曲。這時，儘量做出坐的姿勢，並將雙腳置於床沿，漸漸碰觸地板。最好床的高度能使腳剛好接觸到地板，同時可以使力，使自己保持站立的姿勢。如果床的高度並非恰到好處，則應該慢慢地使腳接觸到地面，再慢慢地下床，或是要求調整床的高度。

要回到床上時，儘量坐在靠床頭位置，環抱著腹部肌肉，放鬆雙腳，一次提起一隻腳到床上。也許，妳需要用雙手來提起雙腳，保持膝蓋彎曲，將腳跟貼在床上。同時，慢慢地用手把自己的身體推到床頭位置。

在最初六個星期所有的運動（參照四十二頁），對於剖腹生產的人而言，絕對安全。但是，其他主要的課程應該在十～十二週以後才實行。在剖腹生產後的最初幾天，也可以做第五十八頁所介紹的輔助運動，以改善循環系統，因為妳很可能較少移動。如果妳做過了全身麻醉，則需要深呼吸並咳嗽，以清除肺部的分泌物。這些分泌物是麻醉所會產生的反應，因為咳嗽會使腹部的傷口產生疼痛感，妳可能會壓抑原本的本能，而排出這些分泌物。如果分泌物留在肺部，可能會引起感染。

胸部

在妳生下嬰兒以後，荷爾蒙會開始分泌，以刺激胸部分泌乳汁。剛開始的幾天，胸部會持續地製造初乳，正如懷孕期間一樣。初乳較一般母乳含有較高的蛋白質，而這對於嬰兒生命的維持，直到母乳出現是很重要的。初乳還富含抗生素，對於避免感染與過敏，有極大的效用。

大多數的母親會認為哺乳是很愉快的經驗，但是在最初的幾天，會遇到一些難題，使妳無法確定哺乳的經驗。妳需要花一些時間去學會新的技術，並克服一些潛在的問題。乳頭可能會非常敏感，而很重要的是，要避免使乳頭腫痛。

一位共擁有五個小孩，五個孩子都餵予母乳的盲眼媽媽說：「我最初領會到的困難，就是我沒有任何真正的難題。我非常適合哺育母乳，因為我無法看到奶瓶上的刻度。我真的非常享受與孩子之間的親密，並能了解孩子的需要，還給予孩子最好的開始。」

將嬰兒置於胸部前，使其胸部與腹部貼著妳的身體，確定它不只是在吸吮乳頭的頂端，而是含住了整個乳暈。要做到這一點，嬰兒的頭部要稍微傾斜，並且下巴要碰觸到胸部，而正確地張開嘴巴。不要讓嬰兒太過貼近胸部。當它位於正確的位置，而開始吸吮時，妳會發現它的太陽穴與耳朵微微地顫動。如果嬰兒的位置很正確，就不會覺得乳頭腫痛，當然，有一些母親在最初幾天會感到不適。

由胸部下方，用一隻手平貼在肋骨上，支撐妳的胸部。要避免壓迫到胸部頂端，因為這很可能會使乳頭的方向改變，而使乳腺阻塞。

要由妳的嬰兒來決定哺乳的時間，與中間的休息時間。

如果妳的嬰兒吸吮得很好，並不必要將她抱離胸部。但是，若妳要改變姿勢，就必須把妳的小指伸進它的嘴角，以中斷其哺乳，再把它抱進胸部前。

每一次的哺乳，都要換不同方向的乳房來哺育。如果只是餵予一邊的乳房，也不需擔心嬰兒在吸吮時入睡。在最初的幾天，嬰兒只要用一邊的乳房來哺育，就足夠了。在不同的時間哺乳嬰兒時，給它吸吮不同的乳房，有助於避免一邊的胸部受到太大的壓力。

假如覺得自己的乳頭過份柔軟，可以將分泌出來的乳汁塗在乳頭上，有助於乳頭變得較有力。

生產後三～五天，正常的乳汁便開始出現（假如妳曾接受全身麻醉，會需要更長的時間）。也許，妳會發現妳的乳房會突然變得非常滾燙、腫脹而堅硬。這是因為血液的突然增加輸送與生產的乳汁分泌所造成的，這情況稱為乳頭初充血。妳會感到不舒服，但是這只是短暫的現象，很快就會消失。

以下的事項可作為參考用：

●在換邊哺乳以前，儘量讓嬰兒延長吸吮的時間。還有，當他要求時就餵他。

●哺乳以前，在胸部撒一些溫水，有助於乳汁的分泌。那麼，嬰兒就不需要費力地從堅硬而疼痛的胸部吸吮乳汁。

●假如胸部變硬，可以用手把奶擠出，以方便嬰兒吸吮。

●哺乳後，用冰冷的毛巾擦拭胸部，可以收縮血管，降低腫脹的程度。

●輕輕地擠壓腫脹的乳頭，這也是個好方法。

●適當的胸罩可以使胸部感到舒服。

需要更多有關哺乳的資訊，國家生產基金會所出版的小册子，包括哺乳——好的開始，哺乳——避免一些困難，以及剖腹產後的哺乳、如何分泌與儲存乳汁，還有假如妳需要特別照顧嬰兒時的哺乳方式。

姿勢

懷孕期間，體型的改變會改變身體的重心，減弱肌肉的力量，增加體重，使韌帶變得柔弱。在生產以後，這些改變會逐漸恢復，而妳也要重新調整自己的身體狀況。也許，要花費一段時間，才能恢復身體原先的狀況，而妳很可能還是適應原先懷著嬰兒的狀態。由於腹部肌肉變弱，骨盆可能會向前傾，而引發背痛，以及在肩胛骨與背部下方肌肉的疼痛。

姿勢主要是受反射神經控制的，但是也會受到疲勞、肌肉的衰弱與心情的影響。重要的是妳要意識到自己的姿態，以及在懷孕期間所造成的錯誤姿態，那麼就可以確定哪一些是必要的調適。如果沒有掌握正確的方法，妳將會發現自己常被肌肉痠痛所困擾。如果長期受到肌肉痠痛與緊張所困擾，將會導致關節的磨損與撕裂。

想一想，在站立的時候，妳的體重均勻地分配在雙腳上，維持膝蓋的柔軟度，使它們不會因站直而僵硬。收縮腹部，並將臀部向內與向下收縮，有助於矯正骨盆的姿勢。將肩膀往下並向後壓，同時伸長脖子的背部，收縮下巴。良好的姿勢意味著身體各部份的平衡，以及肌肉維持某項姿勢時，所需要耗費的力量。

如何避免背部疼痛

背部疼痛是在懷孕期間與生產後最初幾個月最常見到的問題。懷孕期間，體內產生大量的荷爾蒙弛緩素。這使韌帶變軟，以及變得較富於彈性，而容易伸張。主要是為了使骨盆的關節擴張並分開，以生產胎兒。大約生產後三～五個月，弛緩素才能恢復正常狀態。這段期間，要特別注意背部，以避免背部受傷。

腹部肌肉的無力，已經無法保護脊椎的正常作用，而背部與骨盆內韌帶增加的柔軟度，很容易使妳因為彎曲抱起嬰兒，或是攜帶嬰兒時，產生背部的扭傷。

坐

坐著時，應該儘量靠著椅子，最好是用小枕墊在背部，以維持背部下方良好的姿勢。當嬰兒還小的時候，把它放在妳大腿上的枕頭上。這可以避免使妳的肩膀部份過於緊張。

站立

不論站立的時間長或短，都會使妳的背部下方感到疼痛。輕輕地提起一隻腳，可以減輕背部下方的壓力。如果妳家中的流理台很低，在清洗碗盤的時候，可以把流理台墊高，就不必彎著腰洗碗盤，而導致背痛。

升　高

如果妳家中有小孩，要為他繫鞋帶時，最好是把他抱到妳的高度，或是跪下來為他繫鞋帶，而避免彎腰。屈膝時，一隻腳要置於另一腳的前方，環抱妳的腹部與骨盆肌肉。同時，在做上升動作的時候，要吐氣。為他洗澡的時候，應該要跪下來，並鼓勵他協助你。

攜帶孩子

在攜帶小孩的時候，最好是用背袋來揹他，然後把他放在胸前，而不是用一隻手來支撐其臀部。如此可以避免背部的扭傷。

購物時，儘量避免把所有的東西放在一個袋子裡，而是平均地依其重量分裝在二個袋子中，一手提一袋。假如是推推車去購物，購買的東西實在太多時，最好是多帶一個揹袋。

要選用適當高度的推車。手置於把手上時，其位置應是在腰部以下五～七公分（二～三吋）。

換尿片

為嬰兒換尿布的工作檯會使用上千次，直到嬰兒大到不能再使用為止。因此，換尿布的工作檯需要正確的高度，要選擇與嬰兒車把手的高度相同的工作檯，而妳也要很注意嬰兒，因為他們會比妳想像中更快地能夠轉動身體。

如何控制背痛

假如已經做到上述的事項，但是仍然感到背痛，那麼要儘可能減輕這些症狀。同時，要找出特別引發疼痛的真正原因，以避免下次再度發生。

輕微的不適可能是因為不正確的姿勢、壓力與一般性的疲倦而引起的。要檢查妳的姿勢，同時要確實遵守保護背部的指示。要記得不論是在採取任何姿勢時，都要保持鬆弛的狀態。同時，避免任何不必要的肌肉伸張。最重要的是，要注意如何避免肌肉的過份勞動。

英國醫學刊物的一項研究中，報導了約有百分之八的女性，在生產時，以硬膜作為減輕疼痛的方式，會發生長期的產後背痛。這可能的直接原因也許是因為硬膜所造成的。使用硬膜的剖腹生產術的婦女，則沒有這些問題。

也許，造成背痛的原因很可能是由於韌帶的收縮和在生產期間所產生的神經壓力所致。通常，疼痛是要避免引起身體傷害的警示訊號，要妳停止做一些會造成身體傷害的動作。否則，很可能會造成肌肉的伸張。

對於母親、配偶與醫療人員而言，重要的是要意識到生產的危險性，並確保婦女在生產時，維持正確的姿勢。

假如背部下方（骶骼關節部位）感到疼痛，在一天內，不論任何時候浸泡熱水澡，是一個使肌肉鬆弛，並振作精神的好方法。同時，可以減輕疼痛，避免疼痛感在這一天內持續惡化。如果要泡熱水澡，也不需要擔心要花太多時間，為了無法照顧嬰兒而感到內疚。妳可以趁嬰兒睡覺的時候，或是讓嬰兒快樂地躺在浴室地板上的毛巾，泡個熱水澡。假如有較大的小孩，他會很高興有在浴盆玩玩具的機會，或者可以讓他和妳與嬰兒一起洗澡。

躺下來很可能有助於減輕背部的疼痛與不適，但是在醒來時，發現背部僵硬的話，問題則是在於床。有一些床太過柔軟，以致無法支撐背部。如果要另買新床，很可能價格不貲，解決之道就是在床墊下墊一塊木板。假如是側睡，而疼痛的主要部位是骶髂關節，那麼在睡覺時，可以試著把小枕或捲起來的毛巾墊在腿部正上方。

任何持續性或嚴重的背痛都應該讓醫師檢查，因為背部的毛病往往會變成慢性疾病，非常難以矯正。

試著做五十二頁與五十四頁所列舉的減輕背部疼痛的運動，以避免不必要的肌肉運動造成的運動傷害。只要緩慢而有韻律地做這些運動，就不會引起任何疼痛。

「當他早上睡覺的時候，我起來準備晚餐，並處理家裡的一些瑣事，因為在它不在身邊時，做起這些事來會輕鬆多了。他中午睡覺的時候，我也休息。」

最初六個星期的運動

將身體置於地板上

不論妳何時做蹲臥起立的運動，重要的是要避免任何不必要的扭曲運動。

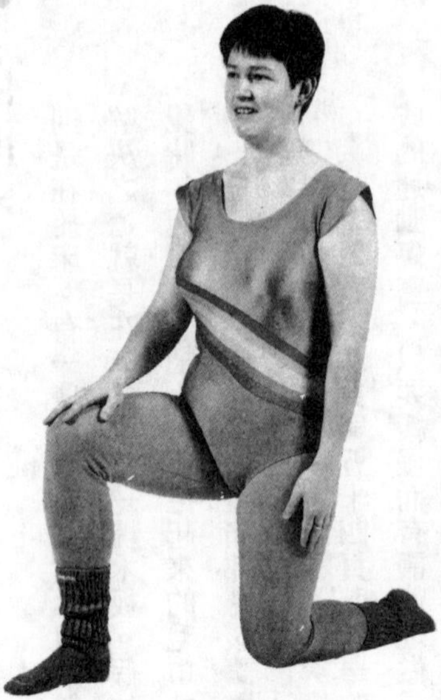

①單腳屈膝跪下。

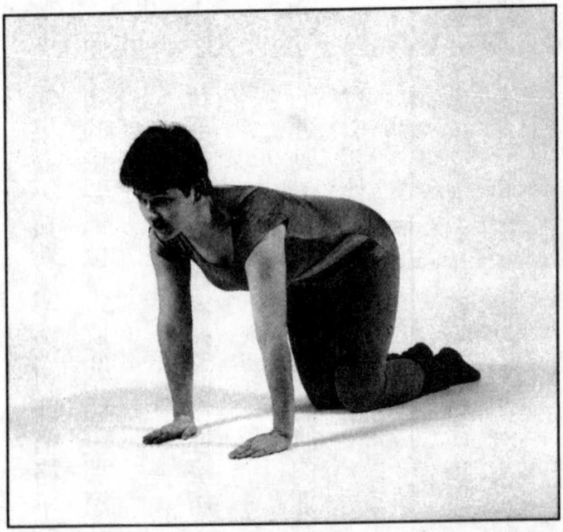

②雙腳同時著地。

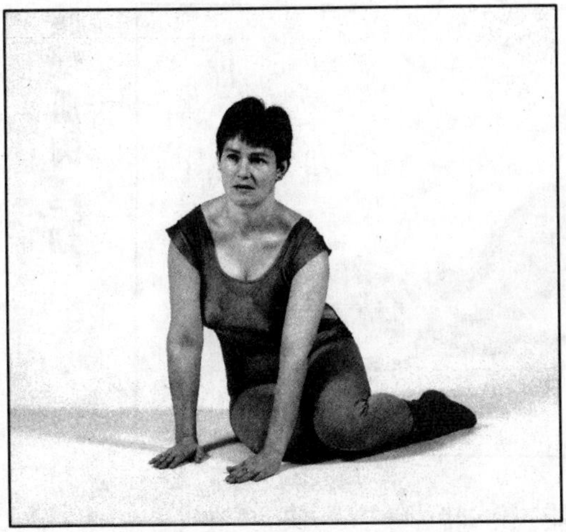

③雙手置於身前，放在地板上，小心地把身體移動成側臥的姿勢。

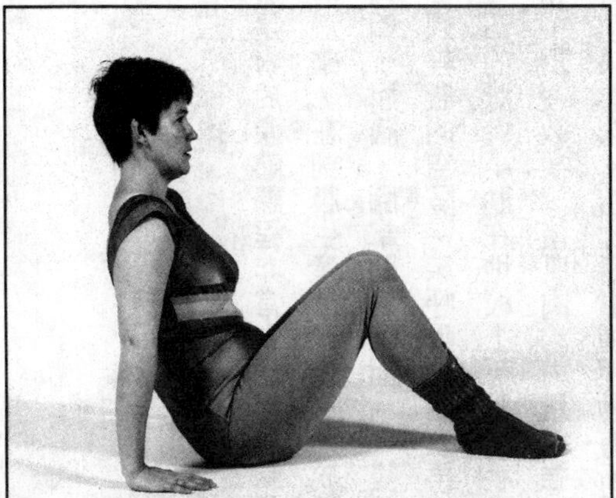

④慢慢地把雙腳移動至身體的前方，保持膝蓋彎曲的姿勢而仰躺。

起來時，由背後至側面採取膝蓋彎曲的姿勢，慢慢地起來。將身體往前推，成為側坐的姿勢，隨後雙手雙腳著地，成為貼地的姿勢。將單腳置於前方，貼緊地面，轉而成為半跪的姿勢。雙手置於彎曲的大腿上，撐起身體，呈站立的姿勢。

腹部肌肉運動

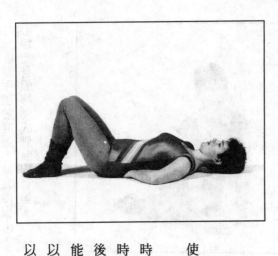

骨盆搖擺☆

這是對於產前課程非常有益的運動。這運動有助於使姿勢正確，在剖腹生產後，也有助於減輕疼痛。

仰躺，屈膝，腳掌貼於地面。一隻手置於背部，同時感覺到輕微的空隙。深呼吸，隨後再慢慢吐氣時，同時將背部的肌肉平貼在地板上，壓在手上。數四下，然後放鬆，重複數次，使肌肉的力量增強。這動作漸漸地能做得愈來愈久。當妳對這種運動有所感覺的時候，可以坐著或站著，以減輕背痛。在做這運動時，同時也可以做骨盆收縮運動（參閱第四十八頁）。

大腿滑動☆

①仰躺，屈膝，腳掌貼於地面。吸氣並吐氣，在這同時，腹部肌肉用力，然後做骨盆的搖擺運動。

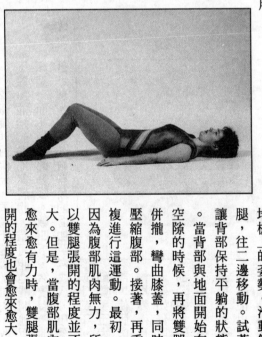

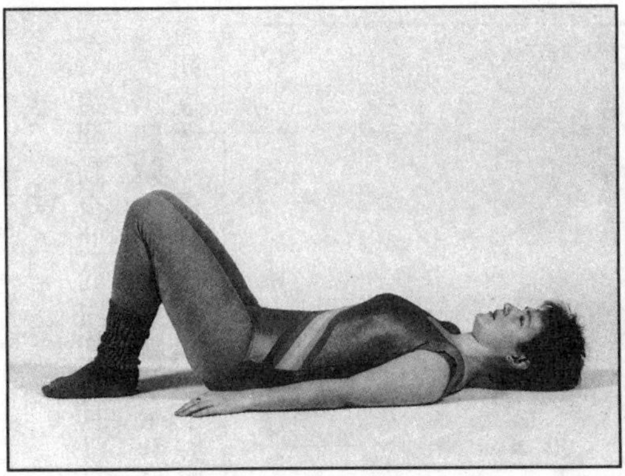

②使肌肉緊緊地收縮，並維持腳掌平貼於地板上的姿勢。滑動雙腿，往二邊移動。試著讓背部保持平躺的狀態。當背部與地面開始有空隙的時候，再將雙腿併攏，彎曲膝蓋，同時壓縮腹部。接著，再重複進行這運動。最初，因為腹部肌肉無力，所以雙腿張開的程度並不大。但是，當腹部肌肉愈來愈有力時，雙腿張開的程度也會愈來愈大。

蜷曲☆

這運動有助於增強腹直肌肌肉。

①仰躺，屈膝，腳掌平貼於床上。在最初幾週，最好是在頭部下方置一小枕。

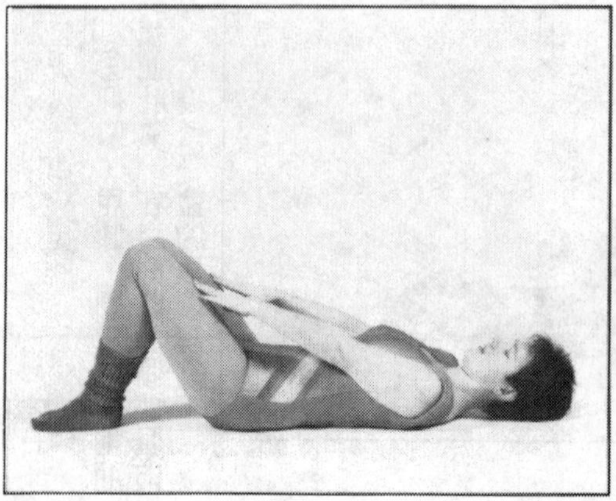

②吸氣再呼氣時，同時壓縮腹部肌肉，收緊下顎，並抬起頭部與肩膀，儘可能地離開地板或床舖，而不使腹部膨脹。數四下，然後慢慢地降低頭部。以後，再漸漸地增加至六或八，乃至十或十二下，活動雙手至大腿部，使肌肉慢慢地變得有力。假如覺得頸部緊張，使用一隻手支撐耳朵後方，不要同時使用雙手，因為這需要更強的腹部肌肉。

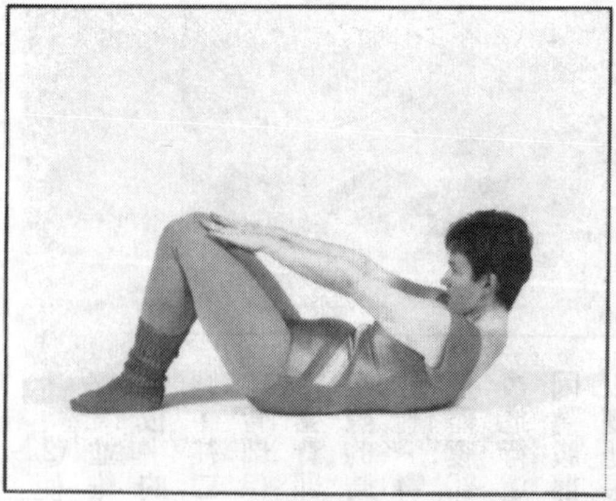

蜷曲並同時張開腹直肌

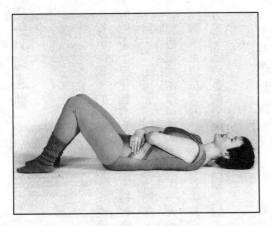

①假如腹直肌有很大的裂口（參見第22頁），應該交叉雙手，環繞著腹部（左手在右邊，右手則在左邊，置於腰部部位）。

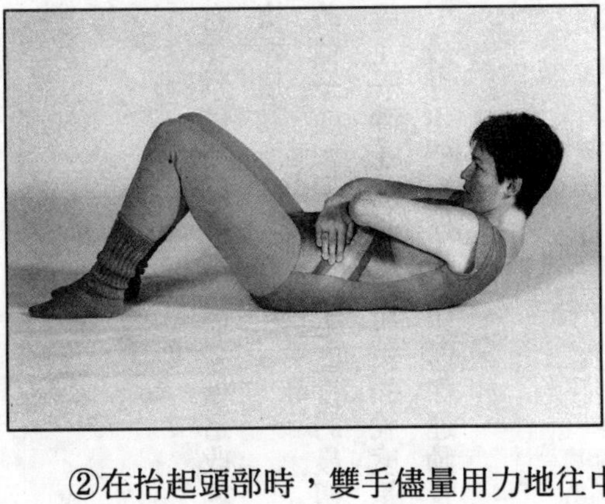

②在抬起頭部時，雙手儘量用力地往中間拉近。

骨盆肌肉運動

骨盆肌肉壓縮☆

採取坐或躺的姿勢，背部往上推至前方，彷彿有如禁尿時的運動一般。做這收縮運動時，數四下，以正躺的姿勢呼吸，接著恢復原狀。重複做這動作六次。

每一次上過廁所以後，做這動作，可以使肌肉收縮一些。但是，在生產後的最初幾天，也要儘可能地做這運動（至少，一天做五十次）。過了一陣子，試檢查肌肉的強度是否增加。同時，可以試著在排尿的過程中停止排尿。不過，最好不要把停止排尿當作運動骨盆肌肉的方式，這只是偶爾檢查肌肉強度的方式而已。

上昇運動☆

想像骨盆肌肉有如一台升降機。拉緊背部與其前方的肌肉，就好像緊緊地關上升降機的門一樣。接著，想像把它昇至二樓一樣，肌肉愈收愈緊，直到最大的限度為止，然後再慢慢地放下。要確定在這時間內，妳並沒有屏住氣。推動骨盆肌肉，宛如升降機降至地下室一般，使妳本身更能感覺到骨盆肌肉的運動所能夠的能力。但是，也要確定在妳完成的時候，要往上推，就像升降機由地下室升至一樓一樣。

性活動的運動☆

妳可以要求配偶協助妳，當你們在做愛時，陰道用力地夾緊他的陰莖。不要告訴他，妳在做些甚麼，但是當妳用力收縮陰道肌肉時，可以問他：「你感覺得到嗎？」如果他反問道：「感覺到甚麼？」那麼，妳還需要努力，以改進肌肉的力量。透過這運動，可以增強肌肉的力量，產生正面的效果。

提　示

●要經常牢記，在收縮骨盆肌肉的時候，不要屏住呼吸。

●要注意到收縮肌肉力道的品質，而不是其次數。當妳在做收縮肌肉運動時，要確保每一根肌肉纖維都運動到了。

●在屋子裡的重要地方，如在浴室鏡子或電話上，貼一些有彩色點的貼紙，作為提示。每一次在看到某種顏色的貼紙時，做五或六次骨盆收縮的肌肉運動。沒有人會知道妳的秘密，除非她們也讀了這本書。

●在超級市場等結帳、等紅燈轉為綠燈，或是看無聊的電視節目時，是妳做額外的骨盆肌肉運動的好機會。

●可能的話，在站起來咳嗽、打噴嚏或大笑以前，要環抱住這些肌肉。

●骨盆收縮運動最好一次做六次。

背部疼痛的運動

四肢著地的骨盆搖動運動☆

骨盆的搖動如四十四頁的圖所示，可以很有效地減輕背部的疼痛。不過，另一能採取的姿勢，為四肢著地，如五十一頁所示。在做這動作時，可以讓妳的嬰兒看著妳。雙膝著地，雙手支撐地板，背部保持平坦，收縮腹部的肌肉，並拱起背，有如正發怒的貓一般。頭部與背部保持水平狀，接著，放鬆並恢復至中心，試著避免讓背部在維持平直之前放鬆。

可以在背部下方增強這運動，並加強背部肌肉，只要做以下的運動，就可以辦到了。保持背部平坦，低下頭來，開始伸直一隻腳。維持一隻腳與背呈一直線，不要過高，彎曲膝蓋，同時將之置於地板上，讓頭部回到中心位置。重複六～八次，接著，另一隻腳又重複六～八次。

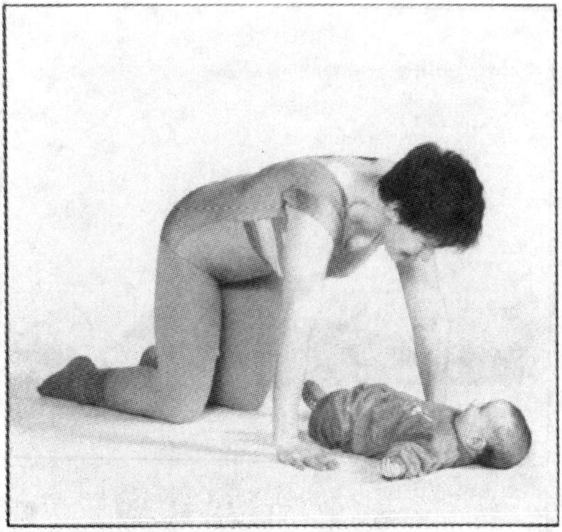

輕微的腿部搖動運動

生產後的背痛，通常是發生在背部的骶骼關節，即脊椎與骨盆連接處（參見二十五頁）。疼痛是發生在脊椎底部的某一側，這種疼痛很可能會擴及整個臀部，同時腿部很可能也會感到疼痛。這運動對於減輕這一類的疼痛非常有效，尤其是左側的骶骼關節；相反側的運動則是減輕右側骶骼關節的疼痛。

仰躺，雙腳伸直，並開始彎曲左膝蓋。當妳做這運動時，要使妳的肩膀、頭與右腳維持平貼於地板的狀態，將左膝彎曲至胸部，用左手握住左膝部，並用右手握住左腳踝，輕輕地將膝蓋往肩膀方向推，以右手將左腳踝壓至陰部。慢慢地放鬆壓力，重複這動作數次，做輕輕的搖擺動作。當妳做完這運動時，要注意的是在站起來的時候，要避免肌肉受到拉傷。

這時，換以左腳平貼於地面，慢慢地彎曲右膝。接著，將右腳平貼於左腳旁，使雙膝併攏，然後同時抬起雙膝，接著以四肢著地。

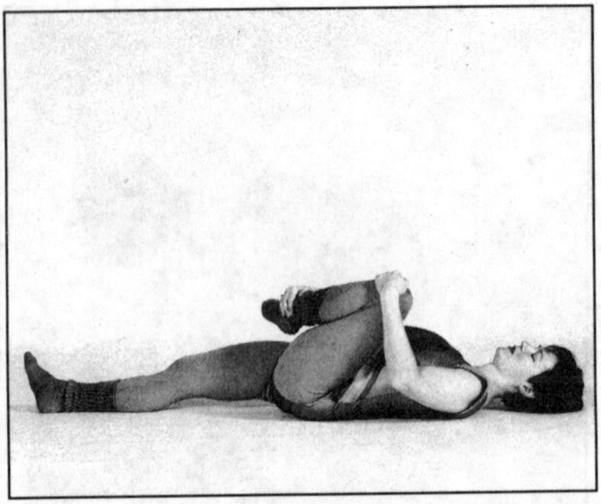

採取立姿的高跪姿態，然後半跪，一手平貼於地面，小心地成為站立的姿態。

假如背部下方的兩側都產生疼痛感，則仰躺，雙膝彎曲至胸部，以雙手環抱膝蓋，貼緊胸部。抱住大腿，在膝蓋上方由一側搖動至另一側。按照上述的指導，慢慢地站起來。

手臂向後環繞運動☆

這運動有助於減輕背部上方與肩膀肌肉的緊張，並改善姿態。保持站立的姿態，雙腳分開約三十公分（十二吋），維持膝蓋的柔軟度，同時不要向後傾。要確保臀部的收縮與腹部的緊縮。手臂向上與向前，高過耳朵繞圈。

另一方式則是坐在沒有靠背的板凳上，將雙腳平置於地板上。雙手置於肩膀上，同時手肘向上與向前繞圈，要以最舒適的方式儘可能地繞大圈，儘量貼近雙耳。同時，身體的其他部份要保持正直，不要因為肩膀僵硬而弓起背。

在整個過程中，要有韻律地呼吸。手肘再繞一次圈時，肩膀都要離開雙耳，重複大約八～十次（雙臂不應朝前方繞圈，因為只會徒增肩膀向前拱與不良姿勢的可能性）。

側　彎☆

這運動有助於背部由一側移動到另一側。

雙腿張開，與髖部同寬，同時雙手置於髖部，使膝蓋保持柔軟。收縮腹部肌肉，同時臀部保持收縮。將髖部維持於中心，身體的重量要平均地分配在雙腳上，柔軟地側彎至最大限度，維持彎曲的姿態數秒鐘。接著，重複往右側彎，要維持身體平直的狀態，就彷彿它是位於兩扇窗戶之間的一直線般。避免為了增加運動幅度而踮起腳尖，否則會造成反效果。另一方式是坐著，雙臂平置於二側。側彎時深呼吸，恢復姿態時則吐氣。每次重複這動作八～十次。

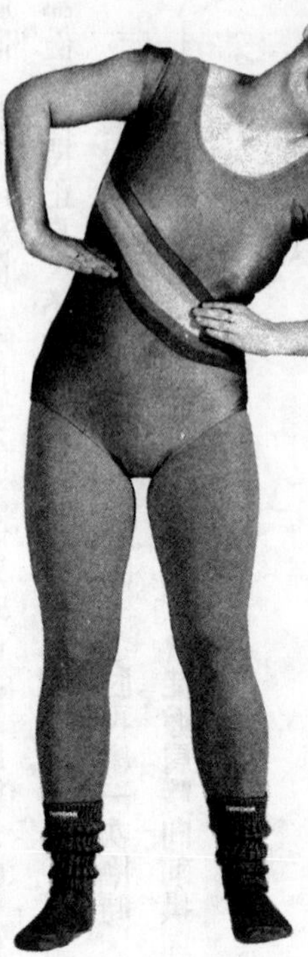

頭部、膝蓋與手部的環繞運動☆

脊椎上半部的運動主要是迴旋運動，而且迴旋的程度通常是很有限的。這運動可以增強上半身的軀幹與肩膀的靈活度。

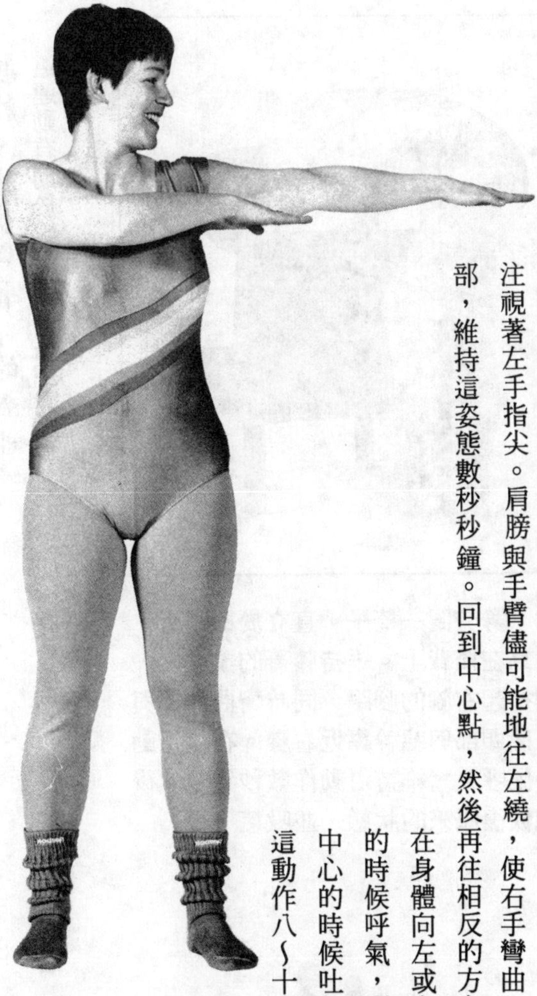

雙腳直立張開，與髖部同寬，使膝蓋保持柔軟、手臂與手掌伸展，與肩膀同寬。同時，與肩膀的高度同高，收縮腹部的肌肉，並收緊臀部，維持下髖部正對著正前方。同時，眼睛注視著左手指尖。肩膀與手臂儘可能地往左繞，使右手彎曲，橫過胸部，維持這姿態數秒秒鐘。回到中心點，然後再往相反的方向彎曲。

在身體向左或向右旋轉的時候呼氣，而在恢復中心的時候吐氣，重複這動作八～十次。

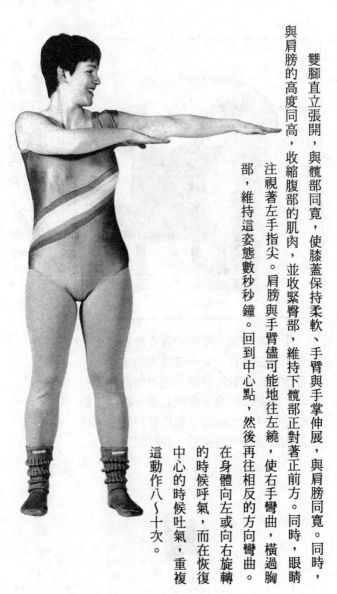

軀幹、膝蓋與臀部的彎曲

這運動有助於妳更加容易地向前彎與向後仰，同時使妳的臀部關節更加靈活。

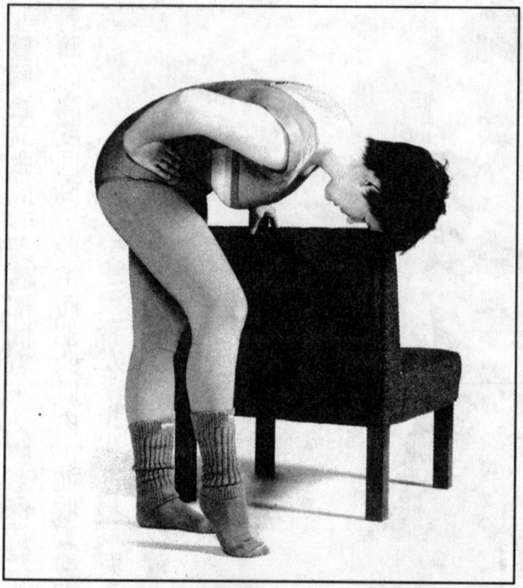

① 身旁置一椅子，直立於椅子旁，一隻手靠在椅背上。維持膝蓋的柔軟度，輕輕地抬起右腳的腳跟，同時彎曲頭部與軀幹，使頭部與軀幹靠近右膝。在做這動作的時候呼氣，維持這動作數秒鐘，然後慢慢地恢復原來的狀態，並吸氣。

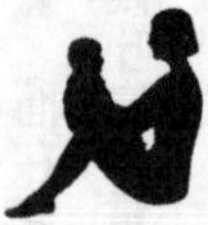

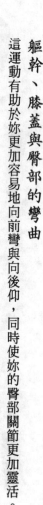

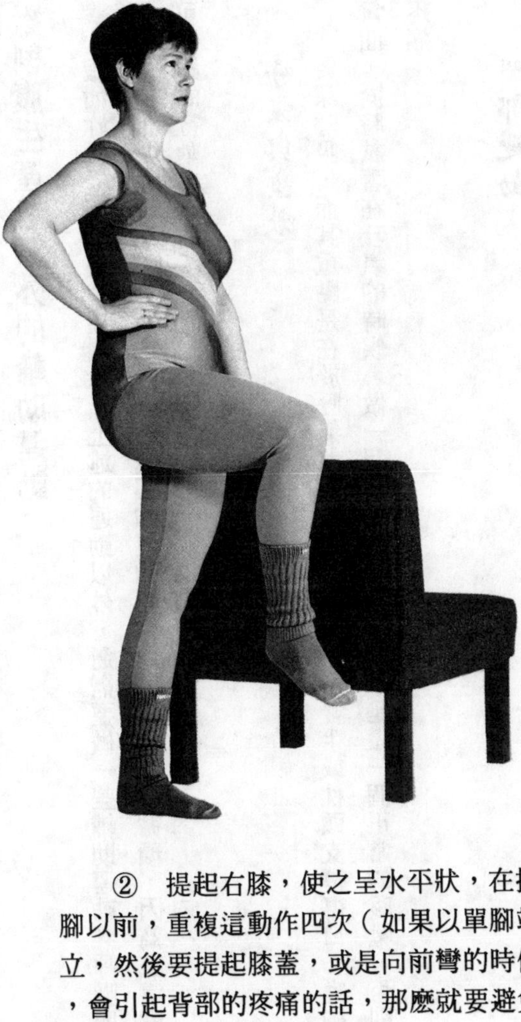

②　提起右膝，使之呈水平狀，在換腳以前，重複這動作四次（如果以單腳站立，然後要提起膝蓋，或是向前彎的時候，會引起背部的疼痛的話，那麼就要避免做這動作）。

對剖腹生產者額外的輔助運動

假如妳接受了剖腹生產，除了上述的運動以外，還需要做一些輔助運動。呼吸與咳嗽的運動，有助於清除肺部的分泌物，而腿部的運動則有助於促進血液循環，因為在這段期間，可能妳的行動會比較不方便。

呼吸與咳嗽

要深呼吸，而其重點是在於呼氣。在吐氣的時候，用雙手或枕頭支撐傷口。維持膝蓋的彎曲，同時試著在吐氣的時候，做一個輕咳的動作，而不是做一個正常的咳嗽，否則會引起疼痛。

腿部運動

坐在床上，腳趾頭向前伸展。將腳趾頭往上扳，然後再把腳趾頭往下推。這連續動作做大約二十次，迅速移動，使血液循環加快。雙腳可以同時往相同的方向移動，一隻腳往上，一隻腳往下地運動。

接著，張開雙腳，同時做腳踝的環繞運動，首先要順時鐘環繞，然後再逆時鐘環繞。

壓緊膝蓋，貼著床面，然後再放鬆。這運動有助於大腿部的運動，並促進血液循環。

一次彎曲一隻腳，將腳跟滑上床，然後在換膝蓋彎曲的時候，伸直另一隻腳。

消除緊張的肌肉按摩

按　摩

按摩是消除因為緊張而導致背部疼痛的方式之一。按摩可以促進血液的輸送，並可以加速體內有害物質的分解，因為這些有害物質很可能會引起肌肉的痠痛。按摩可以鬆懈身心。

在度過漫長的一天以後，鼓勵妳的配偶為妳按摩。妳可以在較不感到疲累時，也為妳的配偶進行按摩。這是令施行者與受施者同時感到輕鬆的活動。而且，當妳尚未完全準備好進行性行為時，按摩也是很好的表達愛意的方法。

可以利用某些植物油或爽身粉塗在手上，以預防手的擦傷。按摩時，要避免按摩骼骨的部份，以免感到不適；同時，雙手要放輕鬆，輕輕地搓揉按摩的部位。可以將一些油滴在手掌中，然後塗抹肌膚上。

薰衣草、薄荷油與迷迭香是特別對肌肉僵硬與疲倦有效的芳香按摩油。這些芳香按摩油的價格會較為昂貴，但是大部份的人還是會喜歡使用這些按摩油，因為能維持較久，同時感到較舒適。要謹慎地遵照其稀釋方法的指導，因為這些油必須在稀釋以後，才能夠使用。

也許，妳也會想要為妳的嬰兒按摩。通常，嬰兒都喜歡被按摩。最好是用較柔和的植物油為嬰兒進行按摩，因為他很可能對較強的芳香油過敏（對嬰兒的按摩指導，參見六十四頁）。

頸部與背部☆

以最舒適的姿勢俯躺在床上，或是把頭部用手或枕頭墊在桌子上，維持頭部的正直，而不要傾斜於任何一側，因為這會使不必要的頸部扭曲增加，或是增加頸部肌肉的緊張。重要的是按摩者本身要放鬆，並感到舒適，否則其緊張的壓力會透過按摩的手，而傳送至被按摩者身上。維持手腕和手指的輕鬆，用身體的力量來增加按摩的壓力，而不僅僅是用手臂的力量來進行按摩。

「自從我有了女兒以後，就和近來有了寶寶的大多數親密的閨中密友一樣，對於性方面的態度，有了戲劇化的轉變。我很幸運地擁有一個體貼的伴侶，但是令我感到困擾的是，我在性方面再也不會有和以前相同的感覺。我的身體並沒有任何問題，但是我確實並非興趣遽減——討厭的是我更加地愛我的伴侶，而且自從有了嬰兒以後，我們在各方面都比以前更親近。」

搓揉

不論是由身體的哪一個方向進行輕柔的撫摸與滑動，這種搓揉都是令人感到舒適，並且能鬆懈身心的。在此舉例如下：

將一隻手各置於肩膀上，由右手輕輕地開始搓揉至腰部右邊。當右手到達腰線的最凹處時，用左手向下搓揉。在這同時，右手再置於肩膀上，重複搓揉的運動，如此交換手來從事這運動，可以確保至少有一隻手與背部的肌膚接觸，感覺到非常舒暢。

另一種搓揉的技術是稍微加強壓力，促進血液循環的搓揉運動。這通常是只朝一個方向進行的運動——從外側到接近心臟部位的運動（舉例而言，由腳趾部位至臀部）。這運動可以促進血液加速回流至心臟。

捏　揉

捏揉是可以用雙手手掌與指尖來進行較深的循環運動。在這運動中，雙手與肌膚之間的接觸，不僅是摩擦肌膚的表面，而是在運動肌膚底下的肌肉，不會使肌膚被摩擦得很不舒適。在某一些區域做完循環運動以後，將手掌由一個區域移向另一個區域，同時使肌肉的主要部份都概括於其中。這運動對於解除背部上方肌肉環節所造成的疼痛特別有效，尤其是在肩膀與肌肉頸部的部位。

臉部按摩

做臉部按摩是一件非常舒適的事情，有助於消除臉部的皺紋，可以採取下述的方式來進行：要儘量地用指尖來做，而不是只用大拇指，除非以下的指示特別說明要用大拇指來做。如果由他人來做臉部按摩，這會更加舒適。撫摸、拿捏與指尖的壓力，是最有效運用的技術。要注意的是，應避免拉扯在眼睛周邊比較柔弱的皮膚，使用滋養霜作為臉部的按摩油，也許是較為適當的。

使用二隻大拇指，由鼻樑處朝眉毛方向按摩。每一次的按摩，逐漸地往前額方向提昇。

二隻拇指併排，在額頭的正中央處輕輕地往下壓，維持這動作數秒鐘。另外，在重複進行這動作時，位置再稍稍地往上移。

輕輕地用手指尖拿捏下巴，同時以簡單的動作搓揉臉頰。

注意事項

●在接受按摩的時候，把自己的感受告訴對方是很重要的，例如：告訴對方，其力道過重或過輕。

●一定要遮蓋身體未按摩的部份，以避免著涼，這是很重要的。
●按摩者要確保維持自己舒適的姿勢，以避免背部、肩膀或手臂的緊張。這種緊張會傳送至被按摩者身上，對被按摩者而言，並不是一件好事。
●避免拉扯皮膚或將手指戳入肌肉，使雙手保持輕鬆。同時，在施加力量的時候，要使用整個手掌的力量。除非是在揉捏時，特別需要使用拇指與指尖的力量之外。

嬰兒的按摩

為妳的嬰兒按摩，是一件有趣而又同時令妳和嬰兒感到愉快的事。如果嬰兒看來有點急躁，按摩可以紓緩其焦躁。但是，如果它的情緒看來更糟，就應該停止按摩，等以後再為他進行。

妳可以採取搓揉與撫摸的方式，在其背部與腹部進行按摩，因為他的四肢都還很小，要拿捏其雙手或雙腳，恐怕有點困難。因此，可以利用簡單的收縮方式來替代。以一隻手來支撐其手或腳，另一隻手則環抱著其手或腳，並輕輕地擠壓。抓住其手腳數秒鐘，然後放鬆，再移至他處，慢慢地按摩手腳的所有部位。

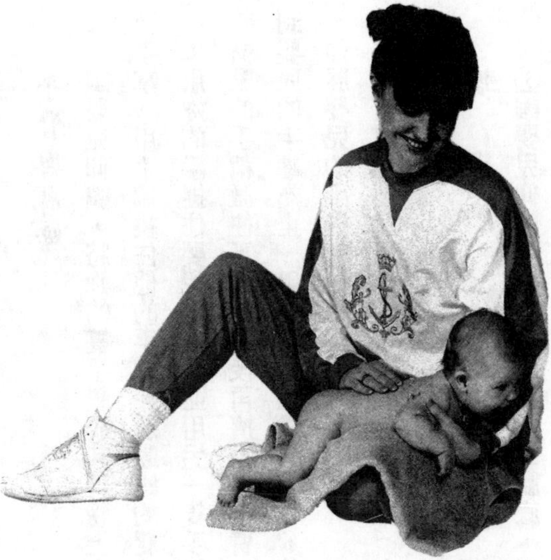

讓妳的嬰兒俯趴著，置於柔軟物體上，或是放在大腿上。將妳的雙手置於背部靠近肩膀處，雙手各置於其背骨二側。輕輕地將手往下做一個撫摸運動，重複四～五次。妳可以始終只用一隻手與其保持接觸，而另一隻手則回到原來開始的位置。

腹部

在按摩這部份的時候，撫摸的動作要輕。同時，要注意嬰兒的反應，因為腹部是很敏感的部位。讓妳的嬰兒仰躺著，然後輕輕地撫摸其腹部，一直朝順時鐘方向撫摸。由其近肚臍眼的部位開始，漸漸地使搓揉的圓形運動逐漸擴大（要在嬰兒的臍帶已經脫落以後，才可以做這按摩）。

手臂與肩膀

讓嬰兒仰躺，將妳的雙手置於其肩膀上方。輕輕地將雙手經由其肩膀移動至其手臂，乃至手掌。用手環繞住他的手臂。運動妳的雙手，一次用一隻手置於其肩膀重複動作。用妳的手捉住嬰兒的手，並用另一隻手捉住其上臂，輕輕地擠壓，然後再放鬆。同時，將擠壓的手稍微往下移，然後再擠壓其手臂，接著再放鬆。重複這運動，直到這一隻手接觸到嬰兒的手掌為止，用大拇指輕壓其手心，並用指尖輕捏其小手掌，以大拇指進行繞圈運動，伸展嬰兒的手指。

妳可以和嬰兒玩「繞著花園」的遊戲（參見六十八頁），隨後在其另一手臂重複這運動。

雙腳

①讓嬰兒仰躺。由其大腿上方到腳底，用一隻手輕輕地進行長而溫柔的穩定運動，再用另一隻手進行按摩。始終要維持一隻手與其身體接觸。重複數次以後，再換另一隻腳進行按

摩。

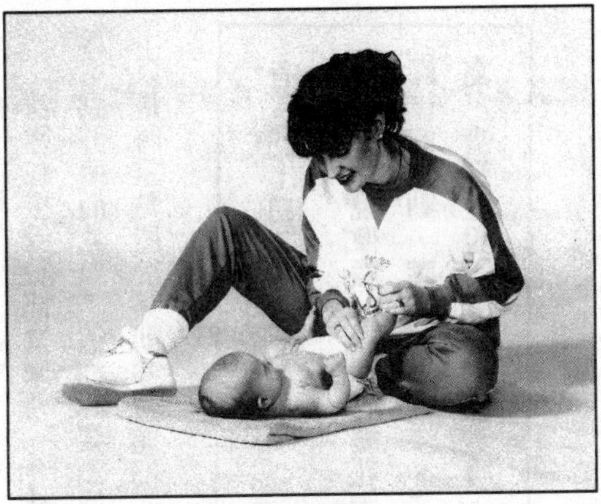

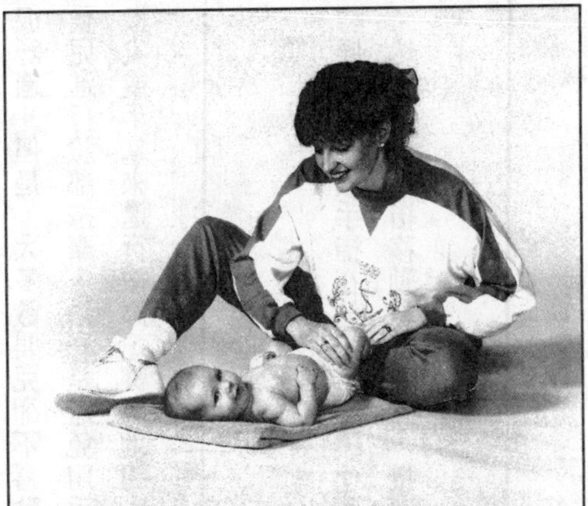

②讓嬰兒仰躺，用一隻手捉住其腳踝，另一隻手則置於其大腿上方，輕輕地擠壓，用整隻手環繞其大腿，然後再放鬆。一直運動妳的手，直到接觸到其腳底為止。隨後再換另一隻腳，進行運動。

臉部

當妳在接受臉部按摩時，會感到很舒適。但是，大多數嬰兒卻不喜歡這種按摩，他絕不會感到舒適而放鬆。假如妳要為妳的嬰兒進行臉部按摩，最好是避免用手遮到其眼睛與嘴巴，只是將重點置於其前額與頭部。用指尖或手掌來進行按摩，輕輕地運動。

環繞花園的遊戲

當妳說像熊一樣繞呀繞花園的時候，用一根手指在他的掌心繞小圈圈。然後，再作踩步的運動，嘴裡說著一步、二步，然後再把手指移動至其手臂，接著，搔著他的胳肢窩，嘴裡並說著在這裡搔他癢。

第二章　六個星期後妳的身體

大約生產後六～八週，妳還會到醫院做產後檢查，確定妳在產後已經完全康復。在某些情況下，婦女有機會與醫生討論生產後的感受，以及如何處理這些問題，也可以討論一些有關產後健康的問題。不幸的是，一些婦女只是接受了快速的產後檢查，而沒有機會和醫生討論這些問題。對於一些婦女而言，這更加深了她們不再懷孕，對醫生而言，嬰兒的健康遠比她們的健康更為重要的感受。

做產後檢查時，妳可以和醫生討論自己的健康問題與避孕的方法，以及嬰兒令人擔憂之處。也許，妳應該列出妳要討論的事項，並和醫生事先約好時間，而不只是做一項簡單的外科檢查。

同時，妳應該接受身體內部的檢查與子宮抹片檢查。假如有任何問題，諸如在性交過程中會感到疼痛，或是有某些壓力使妳感到焦慮，或是腹部肌肉並不如預期中一般，那麼迅速地恢復正常狀態，這就是妳和醫生討論的最佳時機。重要的是，妳應該坦白地把自己眞正的感受告訴他們，尤其是在感到疲倦，或不感興趣的時候。假如事情的進行並不是那麼順利，不需要假裝一切事情都很完美（有關情緒處於低潮的資訊，請參閱一九五頁）。

如果妳剛接受了剖腹生產，則可以充分討論何以要接受剖腹生產，以及有關如何痊癒的問題。

產後六週的運動

生產後六週，假如妳在最初的幾週就已經開始運動，那麼現在應該會覺得自己強健而有活力。妳可以開始做更完整的課程，這有助於妳獲得更長久而持續的健康。有些婦女會覺得在第六週以前，就可以開始做這些運動，但是在這種情況下，妳必須要遵守一些原則。假如妳確定腹直肌已恢復二個手指寬或更小的寬度，能輕鬆地做如第四十六頁所示的十五次腹部收縮運動，並且已經做了好幾天，那麼就可以開始做以下的運動了。

當妳在做腹部上曲的運動時，請注意腹部。假如妳的肌肉腫脹或顫抖，即表示運動過於激烈。那麼，有必要恢復至一些較輕鬆的運動。

如果妳接受了剖腹產，就應該做一些較不困難的運動，直到手術後的十～十二週為止。

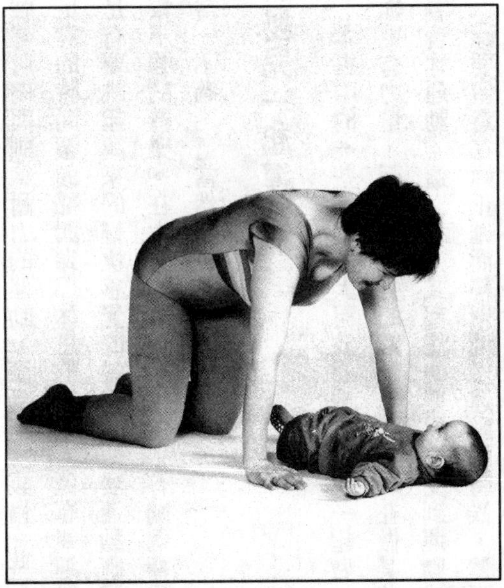

在這些運動課程中，有一些是適合配合音樂來做的運動，例如：熱身、伸展運動與較不激烈的有氧運動，強健肌肉與耐力的緩和運動。做運動時，可以選擇自己喜歡的音樂來播放，務必要謹慎地選擇。因為明確節奏的音樂，有助於增強運動。但是，如果音樂節奏太快，令妳感到不舒適，則必須淘汰，因為音樂並非用來指導妳做運動，而是用以增強做運動的興趣。

運動的品質執基於要以正常的速度來做，很重要的是，要確保在運動的時候，有運動到肌肉，並避免受到傷害。也許，在運動時，可以用為其一半的速率，即一拍、二拍，而不是一、二、一、二節奏的音樂。

用來做熱身運動與緩和運動的音樂，應該是選擇速率較好的音樂。至於用

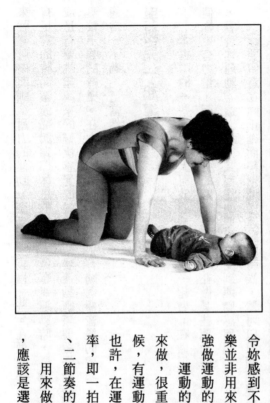

來強健肌肉與訓練耐力的運動，節奏則應該慢一些。在做腹部上曲運動時，不要選擇一些沒有足夠的時間讓頭部與頸部休息的音樂。做有氧運動時，要選擇一些可以讓妳輕快地走動，或是有要跳起舞來的輕快感覺的音樂。伸展運動應該要緩慢而平緩地做，因此要選擇一些節奏較不強的音樂。在本書的最後，提供了有關選擇音樂的建議，每一部份音樂的選擇都非常適當，不過，這當然只是參考而已。

與嬰兒一起運動

本書中的一些運動，大可放心地和嬰兒一起做。在做這些運動時，捉著嬰兒的肌肉，會使妳更有力量，而獲得充分的運動。然而，在做某些運動時，妳的嬰兒只能夠躺在妳的身旁，看著妳運動。這二種方式都能使嬰兒享受到運動感與親密感。

妳要留意在妳正確而輕鬆地做運動的時候，還可以照顧到嬰兒。

有關運動的詳細敘述，就是為了讓妳能正確地做運動。在某些圖片中，可以看到母親在做運動時，還抓著她的嬰兒。有需要時，還會作充分的說明。

每一天，可以憑妳本身與嬰兒的感覺，來決定妳在做運動時，是否要把嬰兒包括在內。

也許，妳較喜歡趁他睡覺的時候，專心地做運動，或是由其他人來照顧；或是選擇一個嬰兒可以配合妳來運動的時間，而更加地了解它。假如妳和妳的嬰兒都覺得輕鬆愉快，則他應該會喜歡與妳在一起做運動，或是他會喜歡躺在妳身旁，看妳做運動。

不過，如果在妳做運動的時候，他看來非常焦躁不安，或是在妳嘗試著做運動時，感到很氣餒，也許最好的方式就是放棄做運動，待其他時間再來做運動。取而代之地，可以在推著嬰兒車的時候，愉快地散步。這有助於嬰兒身心健康，並可以增加妳的有氧運動量。在這一天內，妳還可以做其他類型的運動。

運動的好處

做規律的運動，可以為健康帶來極大的好處。這些好處如下所述：

- 增加心肺功能，以長期的眼光來看，可以減少心臟血管疾病的危險性。
- 是控制體重最有效的方式，同時可以控制熱量的攝取量。
- 運動課程的參與為社交機會之一。
- 有助於改善體型，因為運動可以調節鬆弛的肌膚，並減低脂肪含量，使妳擁有健康的感覺。

●有助於消除精神的緊張與壓力。

●有助於減少老化的現象，如高血壓（這是導致心臟疾病的重要因素）、糖尿病與骨骼疏鬆症（對於步入更年期的婦女而言，是常見的現象，因為她們的骨骼會變得較為疏鬆，而易於折斷）。

在一項為期四年的研究中，將美國婦女分為二組，一組運動，另一組則否。研究者發現，從事運動的婦女在某一方面，骨骼中的礦物質含量增加，礦物質含量流失的情況，也比沒有運動的婦女來得好。不運動的婦女健康情況較差，體重也較高。

許多人認為要擁有好身材，每個星期必須要花一些時間慢跑，或是抬重物，或是參與有氧舞蹈教室，穿著最時髦的豹紋韻律服，從事有氧運動。本書會告訴妳，如何以最少的時間和金錢從運動中得到好處。這運動可以讓妳有機會外出，並讓妳找到適合自己的運動活動。因此，妳可以從此開始做運動。

身體的勻稱與否，包括了一些因素，如：柔軟度、肌肉的強健與耐力、活力或心臟血管的粗細、平衡，以及身體各部的協調。要達到身體的健康勻稱，有必要確保各個運動的平衡，注意到各成份。某些運動只會專注於某部份，因此妳需要做其他運動來加強身體其他部份的勻稱。舉例而言，瑜伽術能增加妳的柔軟度，但是並不能增加活力。重量訓練能夠增強肌肉的強健，但是並不能增加柔軟度。也許，游泳是在各方面都有助益的好運動。

只要遵守某些基本原則，散步是增強並維持身材的良好運動。以正常步伐散步，是非常有效的運動方式，而且它不會消耗太多的熱量。要增加身體的勻稱與消耗更多的熱量，需要以輕快的步伐來行走，並感覺到身體散發熱。

「這課程真是太好了。我的丈夫和我已經在家裡開始運動了。」

要使散步具有效果，散步的時間要長，並且次數要多。推著嬰兒車行走五分鐘，到購物店的散步並不足。一個星期至少要散步三～五次，每次十五～三十分鐘。這麼一來，才能使妳的身體勻稱，並使體重下降。但是，這種程度的運動也不足以避免更年期後的骨骼流失，因此還有必要做其他運動。

往山丘處散步，尤其是在推著嬰兒車的時候，可以增加肌肉和心臟的運動。假如妳的工作地點是在山丘上，那麼這對妳絕對是有益的。

重要的是，不論做任何運動，當妳在固定的時間散步或做特別的運動時，妳不會感覺到這運動是無聊的瑣事，或者是妳所不喜歡做的事。如果妳覺得這是個無聊的運動，那麼在做完運動以後，就不會覺得身心愉快，並充滿了活力，反而會覺得疲憊萬分。小心而謹慎地選擇時間，就能夠從中獲得好處。不論在情緒或身體方面，都可以獲得解放。

運動中的安全

任何運動課程不論如何地小心安排設計，都有造成運動傷害的可能。但是，如果事先知道一般的錯誤，在運動時，就可以避免錯誤的發生。

以下的人最容易造成運動傷害：

●柔軟度不足。

●體重過重。

●肌肉的力量不足。

●以往不曾做過長時間的運動。

安全運動的實用原則

運動不應引發疼痛、疲倦、胸部的緊張或呼吸困難。假如有這些症狀，應該要停止運動，這很可能是因為肌肉不習慣於運動，或是在一開始時姿勢不正確所致。這時，必須要檢查身體的姿勢，並小心地閱讀書上的說明。假如這些運動仍然造成疼痛，應該要請教專業醫師。

在感到不舒適或身體有病痛時，必須停止運動。在得到流行性感冒以後，至少要休息二天才能夠運動。

假如覺得非常疲倦或有持續性的肌肉疼痛，或是在做完運動課程後許久，脈搏跳動仍然無法恢復正常的頻率，這很可能是因為運動過度了。這時，當下一次做運動的時候，應該作一調整（有關脈搏頻率的跳動，參見一〇九頁的有氧運動）。

每天從事激烈的運動課程，很可能會使妳受到運動傷害——一個星期只要運動三～五次，就足以維持身體的勻稱。

要穿著輕便而舒適的衣服，可以讓身體自由自在地呼吸。韻律服和緊身衣並非確切需要的——圖片中的人穿上這些衣服，是為了讓讀者可以確切地看到這些姿勢。運動衣的襯裡可以在運動中或運動後脫下，這是很好的想法。鞋子應該具備防滑的功能，並擁有柔軟的鞋墊和舒適而適當的鞋跟，特別是在做有氧運動的時候。不要打著赤腳來做有氧運動。

做運動的時候，室內溫度不宜太冷或太熱。要確定室內沒有障礙物，也沒有容易碰撞上的地板，或是太滑的地板。如果有四、五歲大的小孩，在運動時，要記得注意孩子在做些甚麼。妳可以和他一起運動，或是讓他在妳運動時，在一旁玩玩具。

生產以後，許多女性的尾椎骨都會感到不適。假如妳願意，妳在運動的時候，可以躺在毛毯、毛巾或運動墊上，例如：在妳做軀體向上或軀體向下的運動時，都可以這麼做。當感到疼痛時，便應該停止運動。

運動時，要緩緩地增快，慢慢地停止。

不要在吃了一頓正餐以後的二個小時內運動。

最後，不要忘了要微笑。想一想所有的好處：運動是一件愉快的事——而不是煩人的瑣事。

安全指導

在做所有站立姿勢的運動時，要記住以下的姿勢：

站高直立

腹部收縮，骨盆也向下收縮

肩膀向下並向後縮

保持膝蓋的柔軟，同時不要向後傾

頸部伸直，同時收縮下巴

正常地呼吸

當做任何有關彎曲膝蓋的運動時，要確保膝蓋是在腳趾的正上方。同時，要避免使膝蓋和腳踝的韌帶受傷。

做軀體向上的運動時，膝蓋要彎曲，腳掌平貼於地面，腹部要收縮，好讓背部能平貼於地板。當做更激烈的運動時，手置於頭部後方，確實使手指維持平貼於耳朵旁。手掌不要用力，否則很可能拉傷頸部。

做任何四肢的運動時，要收縮腹部，並維持背部的平坦。進行任何頭部與頸部的運動時，維持運動的緩慢與平順。

應該避免的運動

頸部不要過於向後仰，以致正對著天花板，這會對頸部關節造成很大的壓力。

膝蓋彎曲的角度應避免過大，這會造成膝關節的壓力過大，要維持大腿與地板平行。

在做身體柔軟度運動時，要避免做增加運動程度的彈跳運動，因為這只會造成收縮的壓力，而不會增加運動的程度。例如：伸直雙腳，以指尖去碰觸腳趾時，只會使膝蓋過份伸展，並會造成大腿背部的肌肉緊縮，以阻止膝蓋與背部的任何傷害。通常，這運動被誤認為能夠增強大腿背部的伸展。

當妳仰躺的時候，絕對不要提起雙腳。此舉會造成背部極大的張力，特別是在腹部肌肉已經無力的時候。

做仰臥起坐時，要避免伸直雙腿，因為這也很可能會使背部肌肉受傷。要記得保持膝蓋的彎曲。

緊急救助

假如確實遵循前述的安全指導，應該不會有任何需要緊急救助的問題。但是，若不幸有任何狀況發生，也需要知道緊急處理的方法，以減少身體組織的傷害，並加速傷口的恢復。

任何在緊急救助後，無法快速恢復的傷害，或是造成問題的傷害，應該儘速向醫生或物理治療師求助。

不論肌肉是拉傷或裂傷，或是直接在肢體部位的重擊，抑或支撐關節的韌帶受傷，例如腳踝的扭傷，這些情形的結果都非常相似。通常，先感到疼痛，隨後出現腫脹的症狀，而受傷的部份瘀血。這會導致肢體不能活動，這種疼痛持續得愈久，關節僵硬的機率就愈大。同時，可能導致肌肉的萎縮。假如能儘量避免腫脹與瘀血區域的擴大，就可以降低疼痛感，並使恢復的速度較快。對於比較次要的肢體所受到的傷害，可以採取的緊急處理方式包括休息、冰敷、壓縮與抬高。

休息即在治療的過程期間，暫時不要使用肢體一、二天。冰敷的作用是減輕疼痛感，並減緩血液的流動，具有降低受傷部位腫脹的可能。壓縮則是用彈性紗布或繃帶綁住受傷部位。抬高則是受傷部位如腳踝或手掌，會因為壓力而腫脹，由於這些部位通常是下垂於地面的，因此可以抬起腳，放在架子上；或是用吊帶支撐手臂，以減緩血液的流動。這麼一來，便可以減輕腫脹與疼痛。

「不要操之過急，要在妳適合的程級範圍內運動。」

肢體障礙時的運動

肢體障礙有多種不同的形式，可分為生理狀況與心理狀況，以及視覺與聽覺方面的障礙。各種不同的障礙包括了不同類型的狀況，而每一種狀況都有不同的影響。舉例而言，視覺障礙包括全然的失明至部份的失明。大部份被視為是盲人的人，大多有嚴重的視覺問題，而不是全然的全盲，只有大約百分之五的人沒有光覺反應。

有許多生理障礙是源自於生病、受傷或先天性的殘障。例如：癱瘓受傷可能是因為脊椎的受傷或大腦痲痺所致，另外也很可能是因為血管硬化。肌肉受影響的程度與癱瘓的類型有各種情況，因此在本書中，並無法完備地針對各種障礙情況提供運動方式。無論如何，我們仍然能夠給予一些概略性的指導，教導身體殘障者如何運動。

假如妳在身體方面有某些殘障，妳會發現妳也可以做本書中的許多運動。也許，有一些運動妳根本無法進行，或是需要做姿勢方面的調整。例如：妳可能必須坐著，而無法站立。各種類型的身體殘障，以及殘障的程度是決定妳能做哪一些運動的重要因素。妳可以視自己的限度來參考這些運動，並選擇適合自己的運動。假如在某方面發現有困難，可以詢問婦科的物理治療師，以及調整這些課程，使這些運動課程適合自己。假如妳有肌肉痙攣的困難，最好避免做一些運動，但是也可以找出取代的方式。

對於產後婦女而言很重要的運動，都畫有「☆」號。如果妳無法專注於所有的運動，那麼可以只做標著「☆」號的運動。運動的基本原則仍然不變，即以最大的限度去做，並以身體的感覺來引導妳，以決定運動的時間和運動量。任何可以增強日常活動的運動，對妳是絕對有益的。要避免疲勞，可以做短時間的運動，而不做長時間的運動。

做有氧運動是有可能避免疲勞的，即使是坐在椅子上，有氧運動也可以增強妳的心肺功能。假如妳可以運動手臂，則可以做手臂的環繞運動，還有側彎、頭部與軀幹的環繞運動。

如果妳在平衡方面有障礙，在活動一隻手臂時，需要另一隻手支撐。那麼，可以一次只活動一隻手，而用另一隻手來支撐。

假如妳可以同時移動二隻手臂，則可交互地將雙手置於頭部上方拍掌，然後再將雙手置於膝蓋上。雙手不要同時置於頭上過長的時間，這會導致肩膀肌肉的疲勞，同時會使血壓上昇。運動時，最好要有節奏地運動。

假如妳因為平衡問題而有站立的困難，但是雙腳仍可以運動時，可以坐姿進行下肢的運動。

先伸直一隻腳，然後將腳掌平貼於地面。接著，再用另一隻腳做重複的動作。交互做這運動，直到雙腳各進行六～八下為止。接著，妳的手臂也可以加入這運動中。當妳伸直一隻腳時，一隻手也可以高舉於頭部上方。

彎曲膝蓋坐下來，而妳的雙腿有所支撐。維持膝蓋的彎曲，首先提高右大腿，將右大腿抬離椅子，然後將右腳掌平貼於地面。之後，換另一隻腳做有節奏感、重複的運動。持續地做有節奏感的運動，可以促進血液循環迅速，並使脈搏跳動的頻率增加。

在妳的運動範圍程度內（參見一一五頁），可能無法使脈搏頻率增加至理想範圍，但是任何些許的增加都是有益的。如果察覺脈搏跳動的增加很大，尤其是已經到達訓練程度的最大極限，那麼可能需要稍微減緩運動。要確定妳的呼吸是平緩的，不要運動得太快，而將手臂放下。可以試著把雙臂伸展在頭部前方，而不是高舉過頭部正上方。

要記得在剛開始運動手臂時，使脈搏頻率增加維持在最低的限度。假如服用任何藥物，而對脈搏頻率造成負面影響，如第一一一頁所述，妳所需要的是憑著身體感覺，而不是以脈搏速率作為是否有足夠運動量，以及是否安全的標準。

假如妳大部份的時間都是坐在輪椅上，而使行動受到限制，無法活動。也許，妳會覺得無法憑藉自己的力量完成許多運動，因為這需要耗費許多精力。

如果能找到人來幫助妳，把妳由輪椅上移至地板或較硬的床上，和妳一起做一些運動，那麼妳在各方面都會獲得好處。這能使妳有機會得以伸展因為長時間維持同一姿勢，而萎縮的肌肉與關節。俯躺一段時間，可以避免臀部肌肉與膝蓋的僵硬。俯臥時，做數次抬起頭部的動作，如此便能運動到背部的肌肉。

由俯臥的姿勢翻轉成仰臥的姿勢，也是很好的腹部運動。假如可以獲得他人的協助，保持膝蓋的彎曲，然後做抬起頭部與肩膀的動作，則腹部肌肉將得以增強。

「不要因為無法做完所有的運動，就以為自己無法做任何運動。」

妳和妳的嬰兒可以採取不同的方式，進行仰臥的運動。如果有個較大的小孩，也可以一起進行這運動。

坐在輪椅上，拿置於背後桌上或櫥櫃裡的物品，而不是旋轉輪椅，正面取物，這是很好的柔軟度運動。因為脊椎和腹部的扭轉，可以使腹斜肌得以充分地運動。

假如妳有視覺障礙，可能會無法看清書中的圖片，而需要旁人的協助，來為妳描述圖片。這麼一來，妳才可以做出正確的姿勢。也可以請朋友為妳錄音，描述這些運動。另外，和一位朋友一起做運動，妳會發現對自己有所幫助。有一些有氧運動可以二人手牽著手一起做，例如：做向前與向後步行的運動。有一些運動會要求參與者繞成圓圈，一起運動，以增加趣味。這也許對妳有好處，但是也很可能幫不上忙。如果牽著他人的手會造成平衡方面的問題，那麼不妨在原地數著拍子踏步走，而不要做出向前或向後的動作。這麼做也會很有效。

假如需要支撐物，可以抓住椅背。

如果妳有聽覺方面的障礙，而無法聽音樂，則可以用妳本身的速率來進行這些運動。可依妳本身的節奏感來計算運動的時間。如前文所述，對某些人而言，音樂未必有好處，因為它往往使人們運動得太快或太慢。以妳本身的脈搏速率和感覺來衡量有氧運動的輕快程度是否足夠。在課程中的其他運動，因為已經充分配合文字與圖片的說明，應該很容易理解。假如有因痛風而導致膝蓋僵硬或疼痛的問題，要避免做會使關節過度伸張的運動，例如，膝蓋彎曲與身體向上的運動。專心於增強骨盆肌肉與腹部的力量，並維持關節的靈活，為了達到這目標，可以做一些維持柔軟度的運動。如果辦得到，可以採取坐姿做一些手臂的環繞運動與膝蓋抬起的運動，因為這會增強活力與柔軟度。

游泳是增強肌肉的柔軟度、強度與活力的好方法，而且不會對任何關節造成不必要的張力，因為水會支撐妳的體重。不過，有時候當妳感到關節疼痛的時候，休息會比運動更加重要。這時，應該要應用一些鬆弛的技巧，以找到感覺最舒服的姿勢。

假如妳身有殘疾，又必須看顧嬰兒，有時候，妳會覺得很疲倦。當妳有這種感覺時，應該避免去處理日常生活中雜事與瑣碎的家務事，要儘量地休息，使自己的精神放鬆。剛開始始時，妳很可能會認為自己凡事都做不好，但是很快地會發現自己做起來是多麼地嫻熟，並且很輕快地處理妥當。在妳好好地休息時，可以想像一下這麼美好的情況，將會非常理想。

產後六個星期的運動

暖身與伸展運動

暖身運動

暖身是任何運動課程中非常重要的部份，其目的是為了讓身體進入運動狀態，同時避免肌肉的疲勞與受傷，諸如扭傷與肌肉的裂傷。

不要認為這是在浪費時間或精力，即使在時間不足的時候，也不可以省略這暖身運動。通常，暖身運動包括有韻律的活動，它可以逐漸增加強度，並且其強度足以造成輕微的流汗。這是完成暖身運動後的結果，其好處如下：

●使身體的體溫逐漸上昇，可以加快肌肉力量的速度。
●可促進血液輸送至肌肉與關節的速度，有助於使血液中的含氧量增加。
●能使發冷的肌肉溫暖，而降低受傷的可能性。
●使心肺功能作一準備，而能做有氧運動中較激烈的運動。
暖身運動應該包括一些伸展運動，特別是在有氧運動課程與肌肉強度訓練課程中，會用到的大肌肉。經過暖身運動以後，肌肉的伸展狀況會較好，並且較不容易受傷。請參見一〇三的伸展運動。

彎曲膝蓋與收縮肩膀

雙腳分開站立，腳尖微微向外張，體重平均地置於雙腳上，膝蓋微微彎曲。收縮臀部與腹部，雙手置於髖骨上。彎曲膝蓋，維持膝蓋在腳尖正上方的姿勢，同時運動大腿的肌肉。彎曲與伸展的速度不要太快。音樂二拍時彎曲，二拍再伸直，重複四次。當妳在每一次彎曲膝蓋的時候，將體重移至另一隻腳上，並將伸直的大腿腳掌向前點地，保持肩膀不要彎曲。每一隻腳的運動重複四次。最後，當妳把重量由一隻腳移到另一隻腳的時候，加入膝蓋向上與向下收縮的運動。每一側的運動重複四次。在整個運動過程中，要維持呼吸的平順。

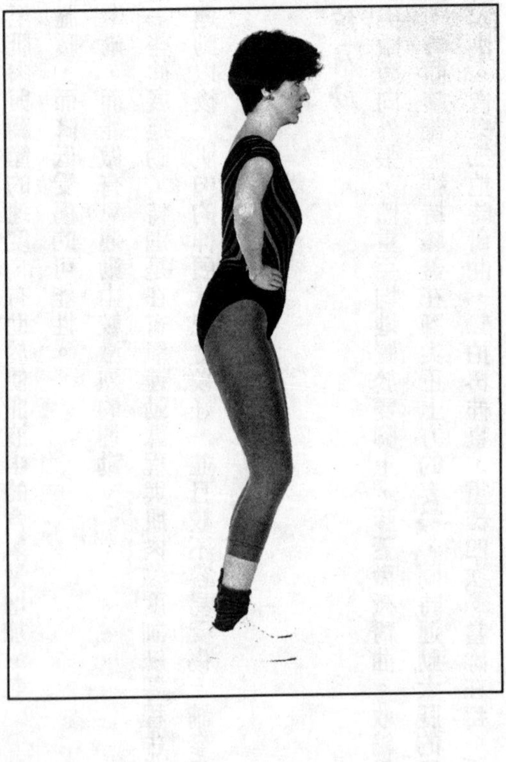

手臂環繞

①雙腳分開站立，腳尖微微向外，將體重平均置於雙腳上，膝蓋微微彎曲。要確定臀部和腹部已經收緊。然後，向上並向前環繞妳的左手臂。

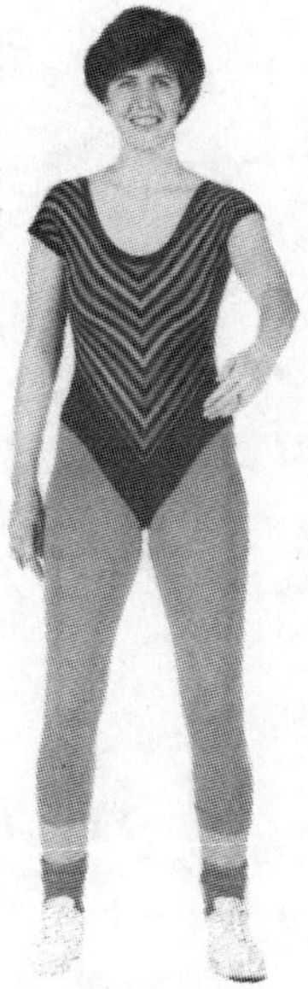

注意事項

●假如正值哺乳階段，當妳在運動時，在內衣裡要穿著良好的哺乳用的胸罩，否則會發生溢奶的情況，特別是在環繞手臂的時候。

●手臂要儘量貼緊耳朵。

●不要因為肩膀僵硬，而拱起背部。

●在環繞手臂的時候，確實作出向前的方向。

●在整個運動過程中，一直保持有韻律地呼吸的狀態。

②將左手臂高舉過左耳。當妳放下手臂的時候，彎曲膝蓋。同時，當手臂向上舉時，伸直膝蓋。恢復原來的姿勢，左手臂的動作重複進行四次。接著，換手臂，以右手臂重複做四次相同的動作。

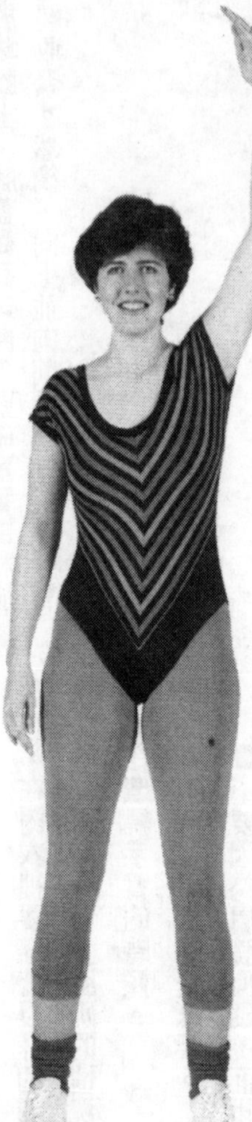

骨盆傾斜與環繞運動

①雙腳張開直立，與髖部同寬，膝蓋微微彎曲，臀部收縮，腹部與骨盆肌肉向內收。

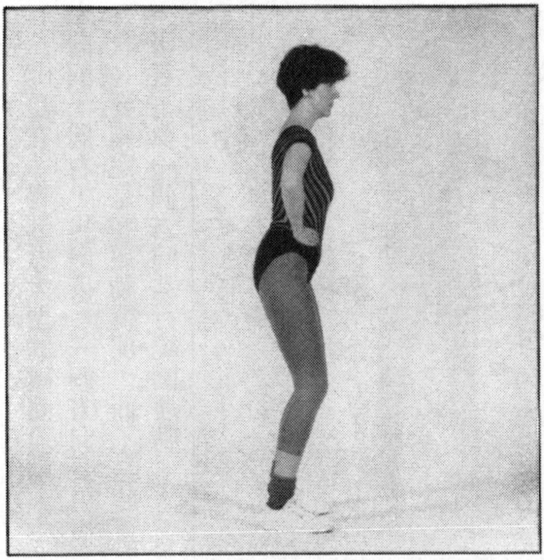

②骨盆微微向前傾，輕微地拱起背部，然後收緊骨盆與腹部。持續搖擺的動作，重複四次。

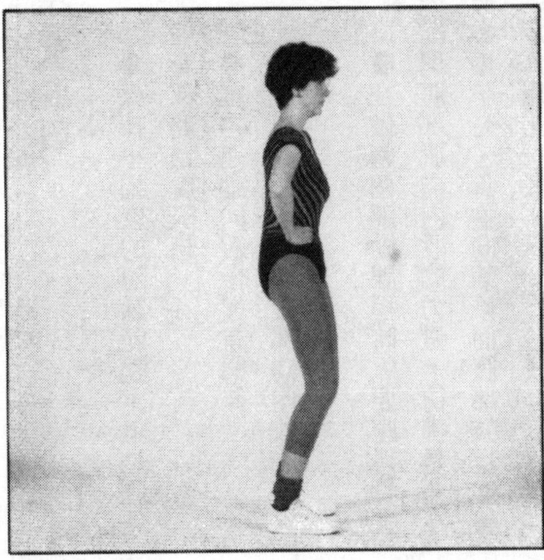

③現在，臀部做大型的繞圈運動，由左向前、向右，再向後。一個方向要重複二次，要確定是在運動臀部，而不是膝蓋。接著，換一個方向進行繞圈運動。

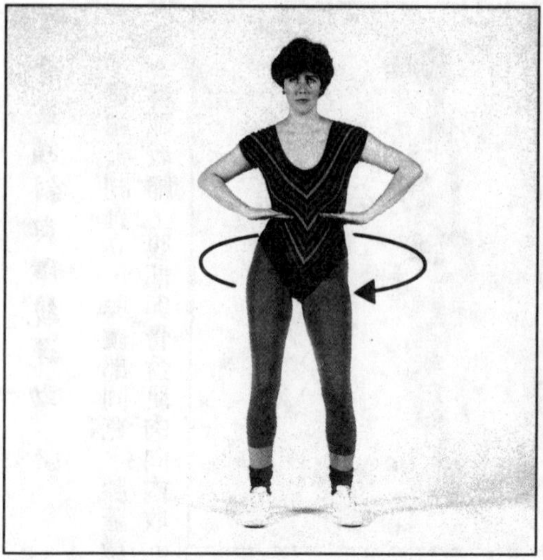

注意事項

●保持小幅度的運動範圍，但是避免強調背部的過度隆起。

●維持運動的緩慢與有韻律。

●注意骨盆收縮與腹部向內收的感覺。

●在做整個運動課程時，要記得骨盆內縮與腹部肌肉內收的力量，彷彿是要在原本懷孕時，骨盆向前傾而腹部鼓起姿勢的反作用力一般。

向前與向後踏步

①與骨盆傾斜與環繞運動的站立姿勢相同。向前踏四步，最後一步時，雙手在頭部上方拍掌，即二—三—拍掌。

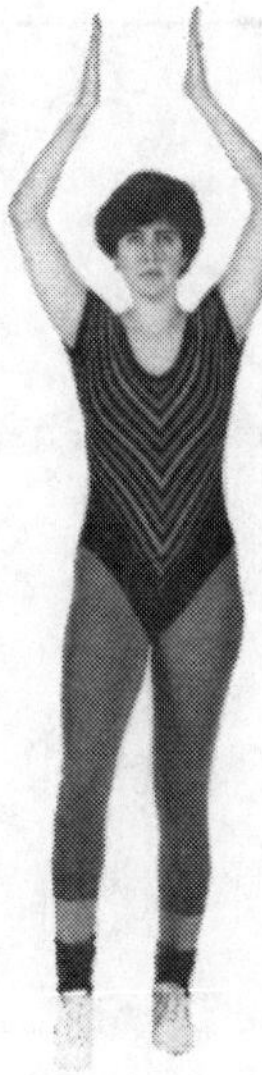

②改變方向，後退步行四步，在最後一步時，雙手拍掌，即後退—二—三—拍手。

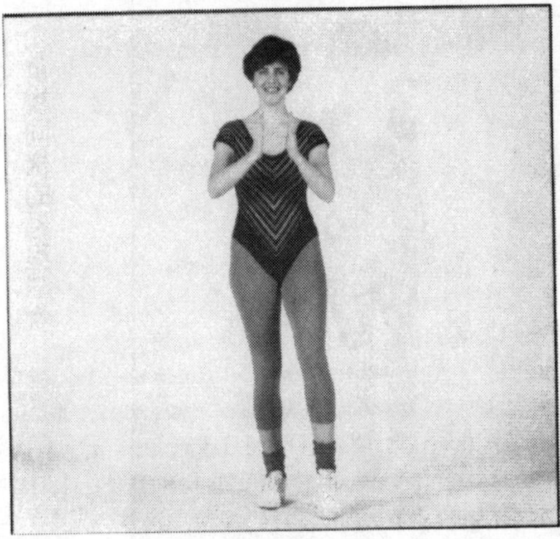

③原地踏步八下，雙手用力地擺動於二側。

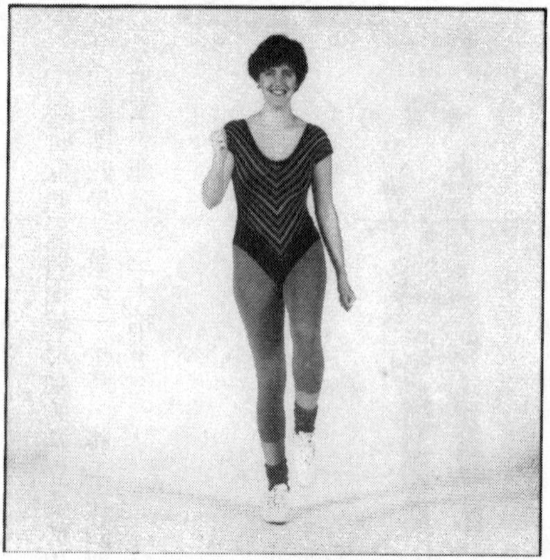

④重複同樣的過程二次。

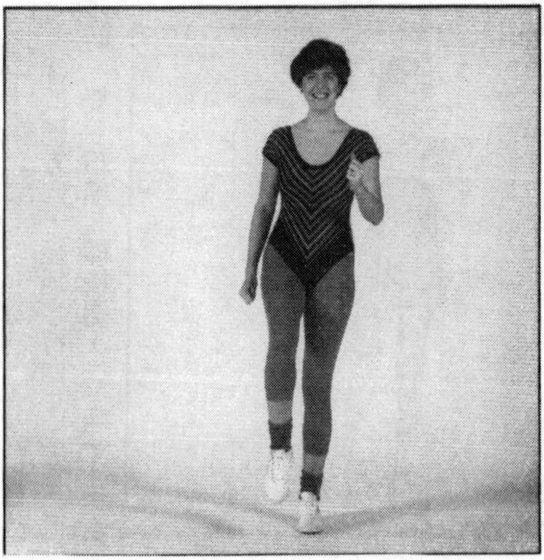

側彎

①雙腳與髖部同寬直立，膝蓋保持柔軟，骨盆收縮，腹部與骨盆肌向內收。雙手置於髖部，向左側側彎。

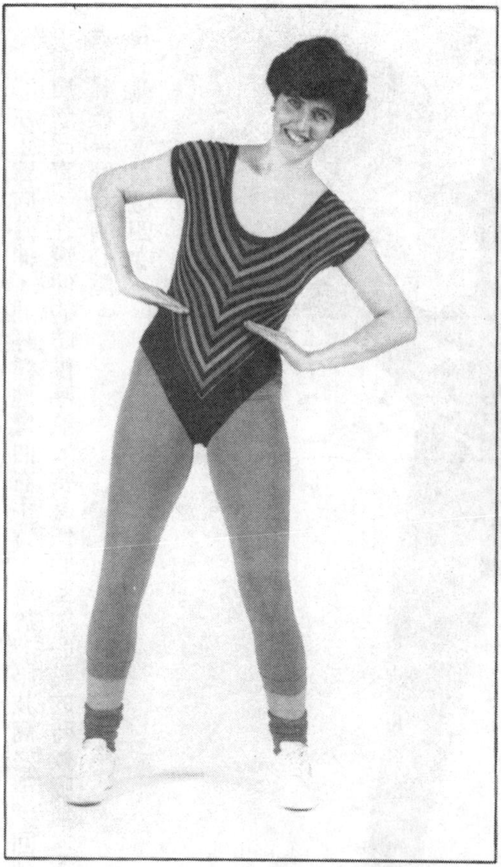

注意事項

●小心不要向前或向後彎曲，而是要向側邊彎曲，並且沒有做出彈跳的動作。

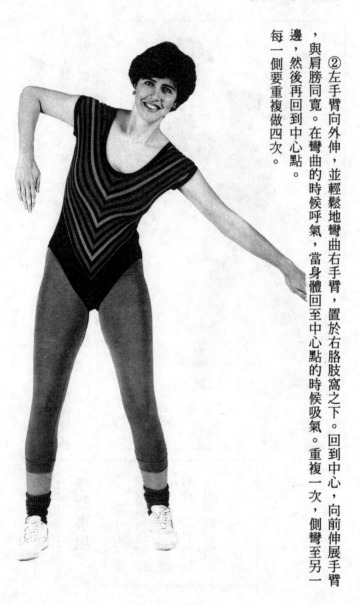

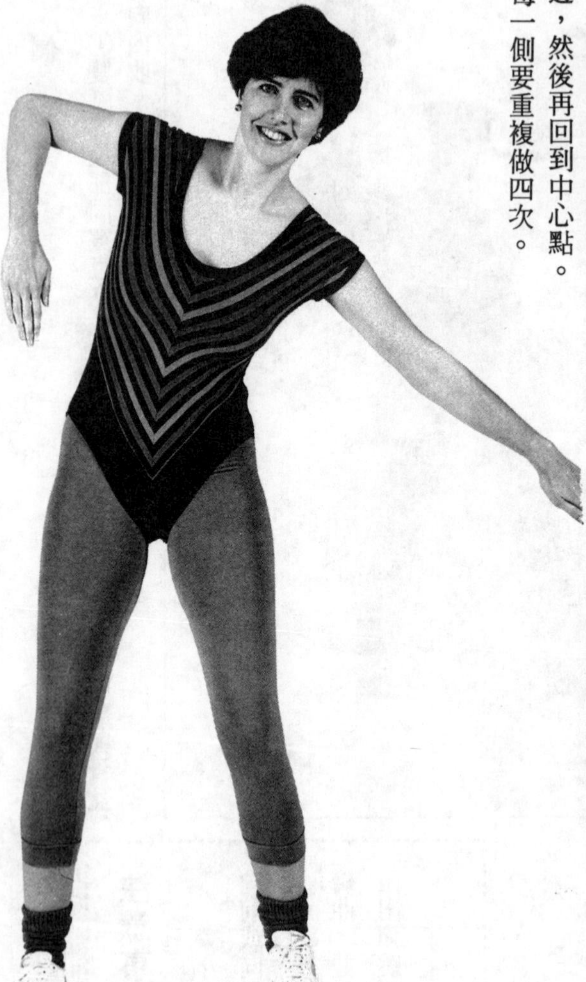

②左手臂向外伸，並輕鬆地彎曲右手臂，置於右胳肢窩之下。回到中心，向前伸展手臂，與肩膀同寬。在彎曲的時候呼氣，當身體回至中心點的時候吸氣。重複一次，側彎至另一邊，然後再回到中心點。

每一側要重複做四次。

頭部、膝蓋與肩膀的環繞運動

雙腳張開站立，與髖部同寬，膝蓋保持柔軟，骨盆收縮，腹部與骨盆肌肉向內收。手臂向前伸展，與肩部同寬。

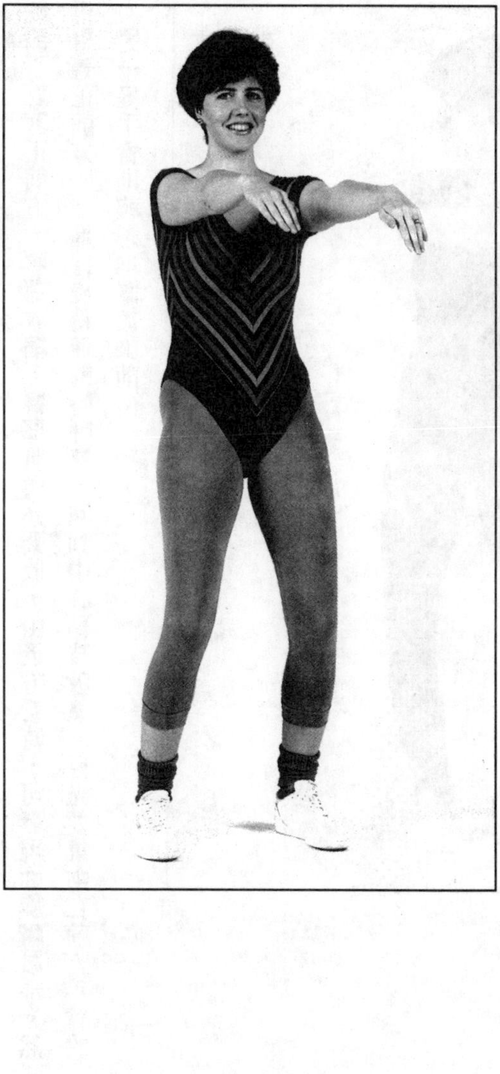

髖部正對著正前方，腹部收縮，臀部肌肉亦緊收，由後方看時，可發現妳旋轉腰部。然後，再對著正前方。在進行旋轉運動時呼氣，回到中心點時吸氣。目光要集中在前方手臂的指尖。另一隻手臂則輕鬆地置於胸前。

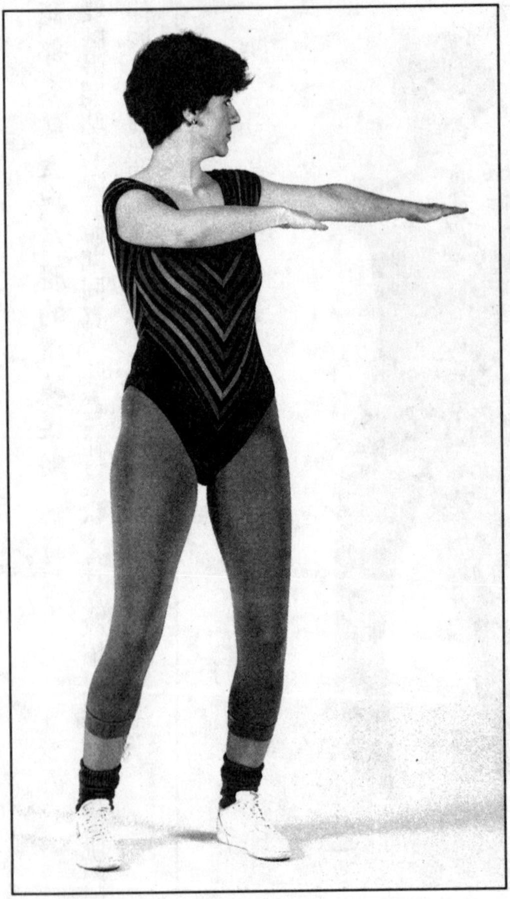

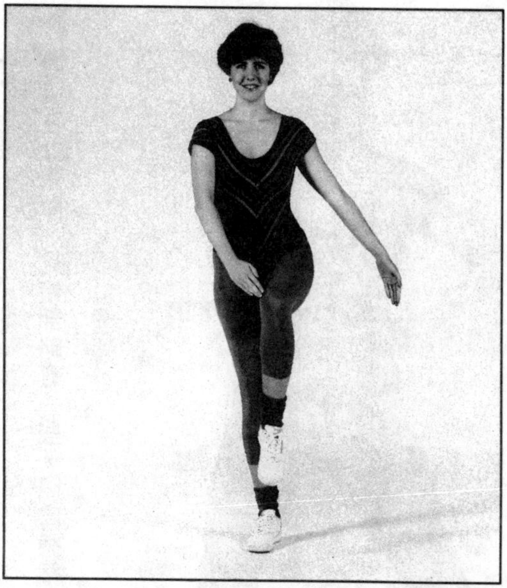

膝蓋抬起

雙腳張開站立，與髖部同寬，身體的重量平均地置於雙腳上，膝蓋微微地彎曲，而手置於髖部。抬起一側的膝蓋，至與髖部同高，同時用另一側的手指尖碰觸膝蓋。另外一隻手則向身體後方搖擺，然後將腳歸於原位。再以另一隻腳做相同的活動。兩邊各重複四次。

注意事項

假如妳有骶髂關節方面的問題，將身體的重量由一隻腳移至另一隻腳時，可能會引起疼痛。如果是這樣，那麼把妳前面腳尖的重心由一隻腳移到另一隻腳，同時伸展另一側的手臂，朝下靠近膝蓋。

突進

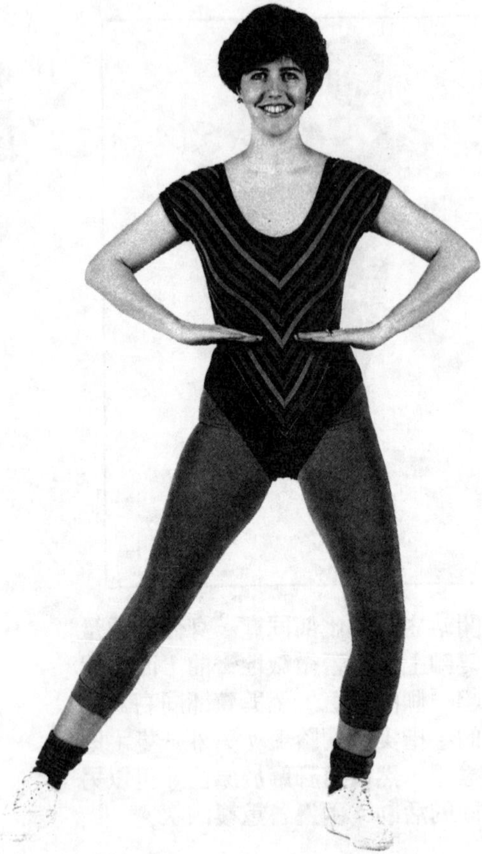

雙腳直立張開，比髖部略寬一些，同時微微向外張，膝蓋要維持在腳尖正上方。雙手置於髖部，臀部與腹部肌肉保持收縮狀態。彎曲左膝，並將所有的重量置於該腳。平順而富有節奏感地將身體的重心轉移至另一邊，重複四次。重複做單腳劈開的動作時，這一次再將雙臂放下，至另一側膝蓋。每一側的運動都重複四次。

伸展運動

伸展運動的目的是為了為肌肉暖身，使妳在做這些運動課程的時候，更容易伸展。當肌肉伸展的時候，伸展反射神經就會開始運作。這會使肌肉收縮，以避免其過份伸展，同時也可以保護關節，使之免於受傷。假如伸展運動做得太快，幾乎是在跳躍時，會很容易造成運動傷害。如果是以平順而有節制的方式展開伸展運動，每次都維持約六～八秒鐘，則伸展神經便能夠克服，而肌肉也可以更有效而安全地伸展開來。

首先，從腓腸肌的伸展開始，然後依序做以下的伸展運動。

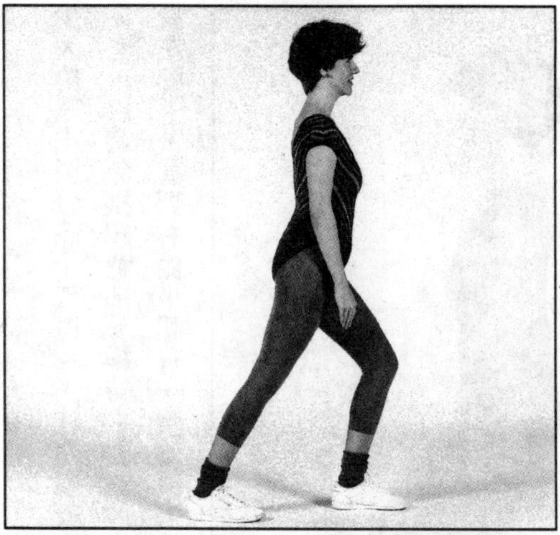

腓腸肌（小腿肌肉）的伸展

雙腳張開站立，與髖部同寬。向後伸展右腿至

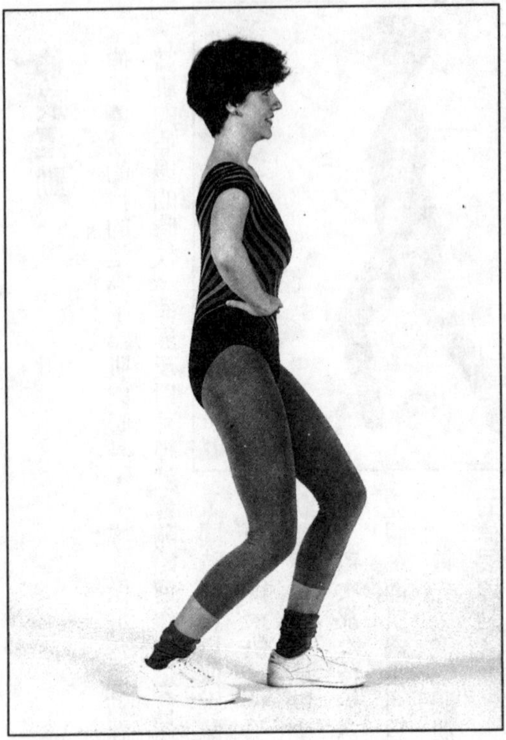

少大約三十公分（十二吋），在左腳後方，同時雙腳的腳尖都要朝正前方。保持骨盆收縮的姿勢，以避免拱起背部。維持右腿的伸直狀態，而左膝蓋彎曲，向前輕微地前傾，將體重置於左腳上，直到右側小腿有一股伸展力量的感覺（要確認前腳的膝蓋置於腳尖正上方，使脛骨可以維持與地面垂直的狀態）。讓右腳跟接觸地面，維持這姿勢數秒鐘。

比目魚肌（小腿肌肉）的伸展

將左腳伸直，並置於右腳前方數吋。將身體的重量置於右腳上，輕微地彎曲膝蓋，同時左腳伸直於身體前方。維持骨盆收縮的姿勢，以避免拱起背部。現在，妳會覺得在小腿背部有一股伸展的感覺，維持這姿勢約數秒鐘。

腿後腱（大腿後側肌肉）的伸展

現在，髖部以下的部位向前傾，將妳的雙手置於右大腿膝蓋上方。左腿伸直，並感覺左腿後側肌肉伸展的感覺。維持這姿勢數秒鐘，恢復原來的姿勢再換腳。二側的腿部各重複三次伸展動作。

> **注意事項**
>
> ●做腿後腱伸展運動時，雙手不要捉住膝蓋關節。

四頭肌（大腿前側肌肉）的伸展

雙腳分開直立，與髖部同寬，將右小腿向後並向上彎曲，然後用右手捉住右腳踝。維持雙膝併攏，骨盆向內收的姿勢，儘可能地將大腿向後拉。妳可以感覺到右大腿前側肌肉的拉張力量。維持這姿勢數秒鐘，然後換左腿做相同的伸展運動（假如覺得單腳站立很難維持平衡狀態，可以支撐住椅背或牆壁。

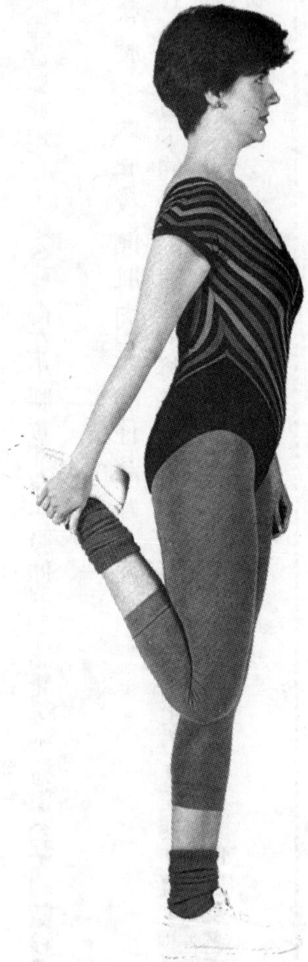

注意事項

●手掌應該是握住腳踝，而不是腳尖，以避免踝關節的扭傷。
●彎曲的膝蓋應儘量地與直立的腿併攏。假如妳不併攏，自然就無法做好大腿前側肌肉的伸展運動。
●要保持臀部肌肉的收縮，並且不使背部拱起。

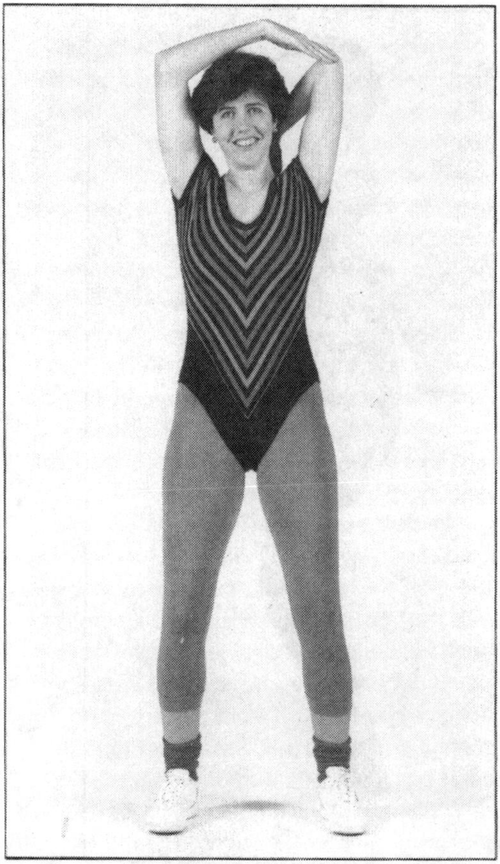

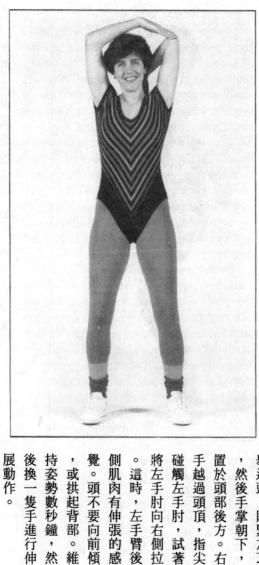

三頭肌（上臂後側肌肉）的伸展

雙腳分立，與髖部同寬，保持膝蓋的柔軟，腹部收縮，骨盆向內收緊。伸展左手臂，高舉過頭，貼緊左耳，然後手掌朝下，置於頭部後方。右手越過頭頂，指尖碰觸左手肘，試著將左手肘向右側拉。這時，左手臂後側肌肉有伸張的感覺。頭不要向前傾，或拱起背部。維持姿勢數秒鐘，然後換一隻手進行伸展動作。

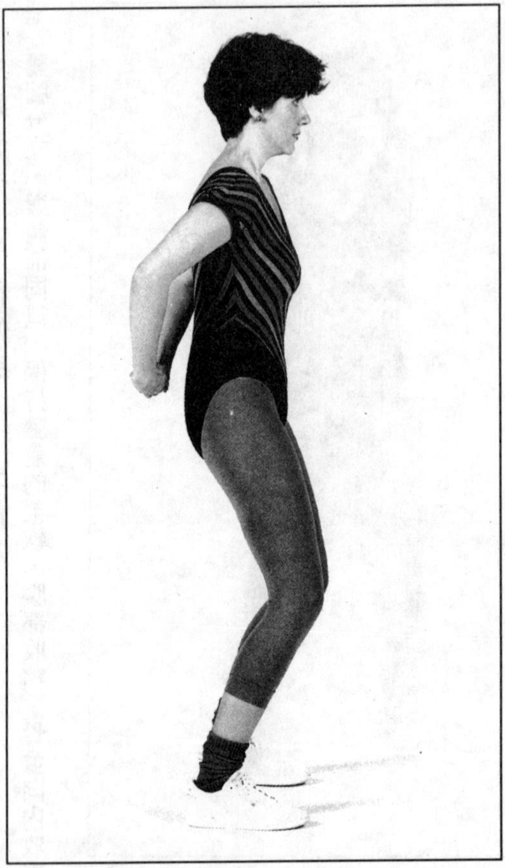

胸部（穿過胸腔前方的肌肉）的伸展

雙腳分立，與髖部同寬，保持膝蓋的柔軟，腹部收縮，骨盆向內收緊。雙手置於背後並握緊，儘可能地朝背部向上拉。妳應該會感覺到在胸腔前方肌肉的張力，避免手肘關節的鎖緊。假如胸部感到疼痛，要暫時放棄這運動。

有氧運動或活力運動部份

本課程的目的是增強心血管的健康（包括心臟、肺部與血管）。這是構成身體健康的基本因素，在妳一生中最忙碌的時刻，絕不能忽視妳的健康。心血管的健康是降低心血管疾病的重要考量因素。心血管疾病與生活型態有密切的關連，所有的疾病都在這種疾病的維繫上與籠罩之下。僅僅是在英國，每天大約有五〇〇人死於這疾病。對女性而言，由於分泌的荷爾蒙之故，因此受到的保護較多，但是這些女性在步入更年期以後，罹患心血管疾病的危險率則與同年男性一樣高。抽煙、高脂肪與高糖份的攝取，以及高血壓、缺乏運動與壓力，都是造成這疾病的主要原因。不過，只要掌握正確的資訊與做法，在有心去做的狀況下，都可以改變這些因素。

近來，「有氧運動」這字眼已被濫用，因為人們在提及「有氧運動」這字眼時，就會聯想到是很狂亂的運動課程，人們蹦、跳、跑步，以至精疲力竭為止。其實，有氧運動意指「帶有氧」，同時所指的是在運動過程中，肌肉可以將貯存的養份轉化為以氧氣呈現能量的活動。肌肉可以產生無氧的（不需要氧氣）的能量。不過，這是一個使需要的能量運動，卻較為無效率的方式（主要是乳酸），它會限制肌肉有效地運動（大約四十秒鐘），同時，很可能會引起肌肉的抽筋與僵硬。百米的衝刺賽跑幾乎是全然無氧的運動。

追趕著公車會使大部份的人覺得肌肉痠痛與呼吸急促，因為他們的肌肉已經消耗掉足夠的氧氣。對一個持續長時間的運動而言，足夠的氧氣是需要的。心肺與血管主要的功能便是輸送氧氣至正在運動的肌肉。

氧氣是從空氣中吸入肺部，然後透過血管轉送至身體各個部位，由心臟的壓力來輸送。心臟的大小有如緊握的拳頭，是由肌肉所組成的。和所有的肌肉一樣，會隨著運動而變大，變得較為強健，並且更加有效率。每一次心跳時，血液輸送至與身體各部位的量，稱為心動排出量。心動排出量會隨著在休息或活動的作息，量會有所不同。心跳速率（每分鐘心跳的次數）乘以心動排出量，稱為心排出量，也就是每一分鐘心臟所排出的血液量。

有氧運動是增強心血管的運動方法。有規律的有氧運動會使心臟肌肉變得較為強健，而心動排出量會增加，因此較強壯的心臟可以輸送出更多的血液。如此一來，心跳速率便減低，但是卻可以提供相同的心排出量。這表示心臟可以費較少的力量，而獲得較好的成果。以長遠的眼光來看，這是有益健康的。當運動的時候，心跳速率必須達到某一水準。同時，為身體的健康安全著想起見，需要在最高水準之下；於二項水準之中，是個人安全而有效的水準訓練範圍（參見一一五頁，以便了解妳個人的訓練範圍）。

心跳速率可由測脈搏而得知。脈搏速率會受到各種情況，如運動、壓力、咖啡因、疾病的影響，在一天內，其速率也會有所不同。但是，這方法確實可以讓妳知道運動量是否適合自己。

脈搏測定

脈搏速率是以每分鐘的跳動速度來測量。妳可以測量出十五秒鐘的速率，然後再乘以四。重要的是在計算其跳動時，第一下為零，接著才是一、二、三……。這麼一來，就可以取得一分鐘的脈搏速率。

橈骨的脈搏：將三根手指頭置於手腕上，靠近大拇指的那一側，同時置放於皮膚的上方。穩定地壓於上方，可以感覺到手指下方有東西在跳動。不要用大拇指去測量脈搏，因為拇指也有血液的脈動，這會造成計算時的困擾。當想要測試的時候，不要壓得太用力，因為會阻塞了動脈的血液流動。

頸動脈的脈搏：另一測量脈搏的方式是頸部。在下巴側與耳垂下方內側和外側，靠近喉結的旁邊，可以感覺到脈搏。

休息的脈搏：休息的脈搏是在長時間休息後所測得的脈搏。舉例而言，假如妳在早晨醒來後做的第一件事就是測脈搏，這脈搏速率就是「休息的脈搏」。假如妳剛喝完一杯咖啡或茶，或是妳剛從鬧鐘的響聲中醒來，那麼妳所測得的脈搏速率就不十分精確。

開始的脈搏：這脈搏是在開始運動前所測得的脈搏速率。這是個很好的指標，因為當脈搏速率已經提昇了，才會知道要如何地不過度運動，而超過安全的訓練範圍。

運動脈搏：這是在完成運動後十秒鐘內所測得的脈搏，從中可以得知運動量是否適合自己（當然，假如妳願意，可以在運動的過程中測脈搏。當剛開始做一個運動課程，而有所感覺的時候，這麼做是很有效的）。

恢復的脈搏：這是在完成運動以後，要知道心跳恢復速度所測的脈搏。要養成在某個固定課程（例如伸展運動）之後測脈搏的習慣，或是在停止運動約九十秒鐘後進行測量。如果有時候是在完成運動後九十秒鐘測量，偶爾則在四分鐘後測定，那麼便不足以作為有所依據的數據。

假如妳覺得較健康，便可以看到脈搏速率有所進步。愈是健康，便愈能感受得到心跳很快地就能夠恢復正常。假如習慣於這一類的運動，可以發現到身體的感覺是如何的。這時的心跳速率是適當的（這被稱為感知運動量）。藉由恢復脈搏，就不必在運動過程中，老是停下來測量脈搏。

以下所述，為在做有氧運動時，可能會遇到的一些正常情況：

- 呼吸速率增加，但是仍然可以講話的程度。
- 感到身體發熱。
- 輕微地出汗。
- 感覺到肌肉比正常時更為強壯。

以下是在運動過度或需要放慢速度，抑或是停止運動的不正常的情況：

- 呼吸急促，以致無法談話的程度。
- 大量出汗，或是冒冷汗。
- 胸口或腿部疼痛。
- 頭昏或感到昏眩。

●噁心或有嘔吐感。
●心跳激烈。

重要的是，在做大量有氧運動以後，絕對不要突然停下來，而佇立不動。不論是在一個運動課程結束以後，或在妳覺得需要停下來休息的時候，應該仍維持腿部輕鬆地活動，直到脈搏恢復至較正常的水準以內。

假如不這麼做，會有大量的血液停留在大腿的血管處，而心臟以快速的速率跳動時，會發現它並沒有輸送正確數量的血液至身體各部位，特別是腦。這可能會增加心臟的負荷，同時也會覺得頭暈。在原地踏步或緩緩地繞圈步行，能夠使血液正常地輸送至身體各部位。

個人的脈搏範圍

心跳速率與年齡相關。成年人每增長一歲，心跳速率就減少一下。這很需要作為有氧運動的個人訓練範圍考量的標準。以二〇〇減去年齡，為最大的速率限度。可以此作為安全訓練課程的指標。

計算個人的心跳速率訓練範圍

以200減去年齡
（這是心跳速率的最大限度，或是訓練範圍的上限。）
接著，再以上述的數目減去20。
（這數字是訓練課程的中間量。）
現在，以這數字再減去20。
（這是心跳速率的最小限度，或是訓練範圍的下限。）

例　子

200－30（歲數）＝170

訓練範圍的上限（150～170心跳數／每分鐘）

170－20＝150

訓練範圍的下限（130～150心跳數／每分鐘）

150－20＝130

有氧運動的進行

這運動課程將提供如何增加有氧運動的意見。這運動的激烈程度會逐漸增加，而運動的範圍則包括手臂與大腿的運動，並包括先前的步行運動的變化。要注意在運動時的姿勢。通常，運動時所播放的音樂會有前奏，這可以讓妳有機會檢查自己的站立姿勢，而等待真正配合運動的音樂開始。

開始的姿勢

雙腳張開站立，維持膝蓋的柔軟，骨盆向內縮，腹部與骨盆肌肉向內緊縮。身體的重量平均置於雙腳，而手則置於髖骨上。

練習一

膝蓋緩慢彎曲二次。

膝蓋快速彎曲四次。

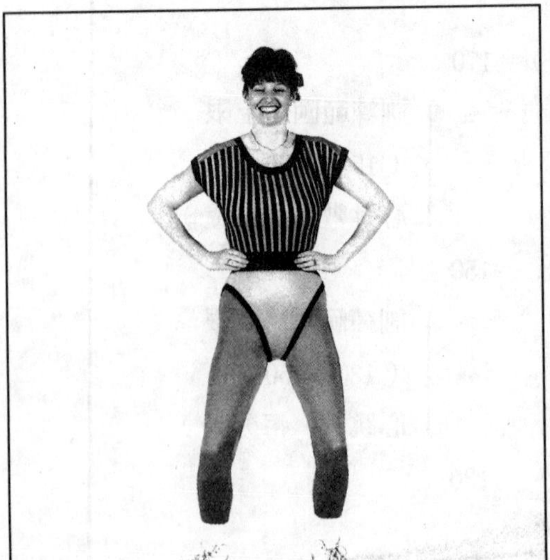

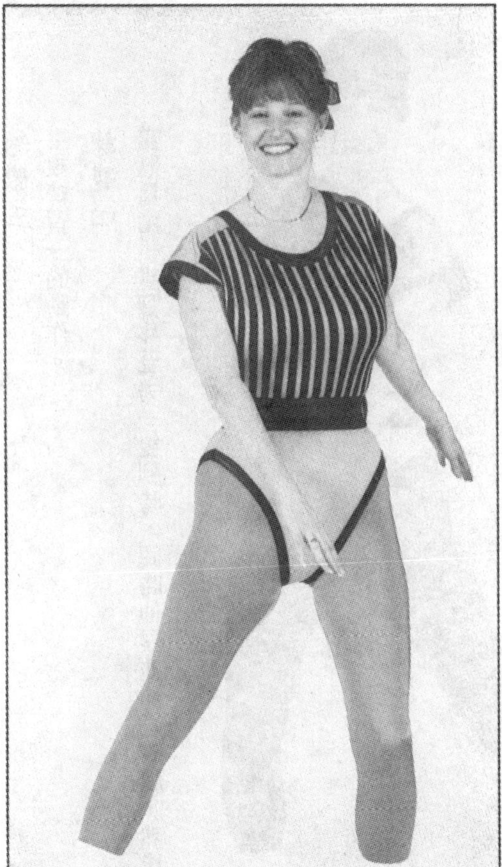

練習二

當彎曲左膝並劈腿站立時，將體重置於左腳上，同時以右手去碰觸左膝。右腳也重複相同的動作。做八次，換腳的運動要平順而有韻律。再一次重複這動作，這一次以相對的那一側的手臂向前伸展至與肩膀同寬，而不是碰觸另一側的膝蓋。做八次，換腳的時候，要平順而有韻律地換。

練習三

重複練習一的動作。

練習四

當體重由一隻腳移至另一隻腳時，同時伸展並伸直右膝，然後再伸直左膝蓋。接著，雙膝同時彎曲於身體正中央。重複運動，而以相反側的手臂接觸另一側的膝蓋，做八次。接著，再以相同的手臂向前伸展至與肩膀同寬的位置，做八次。

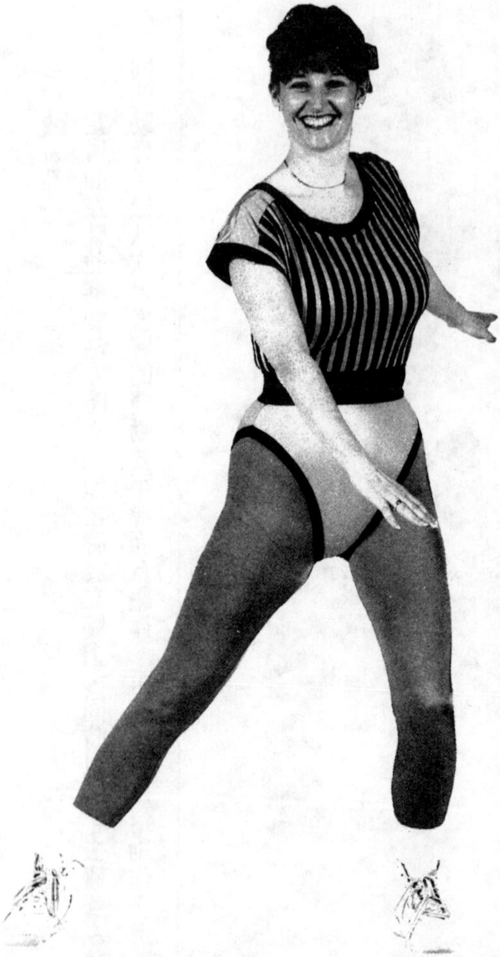

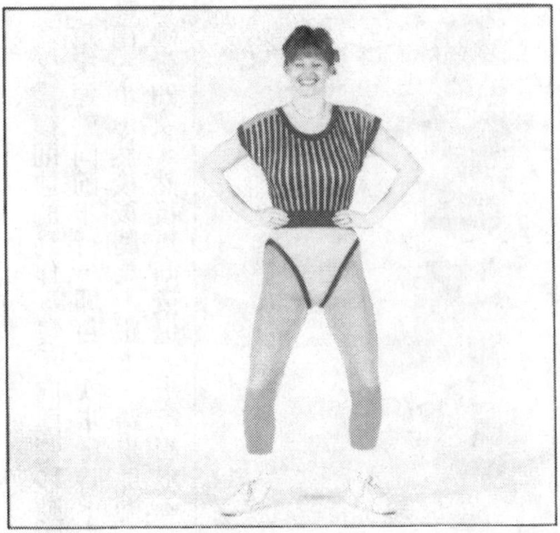

練習五

重複練習一的練習。
膝蓋緩慢彎曲二次。
膝蓋快速彎曲四次。

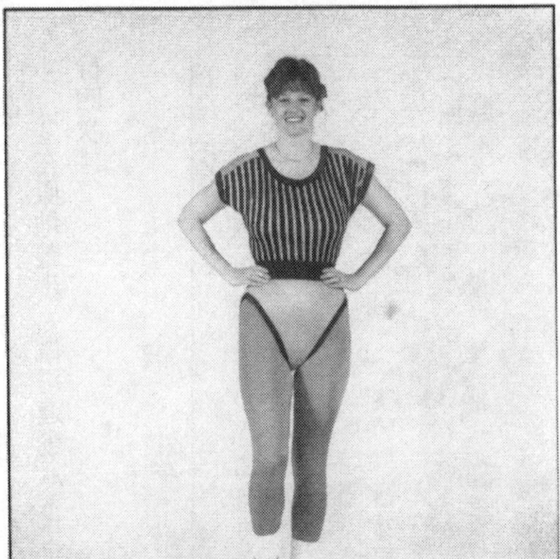

練習六

①身體側移，一隻腳在另一隻腳旁踏步（側移、踏步、側移、踏步）。做這運動四次，雙手置於髖部。

②重複前述的動作，雙手向兩側移動四次。重複運動向前步行，即每一次步行時，向前踩出一步，然後後腿馬上跟上，踏步併攏。做這運動四次，然後再向後退，步行四步。

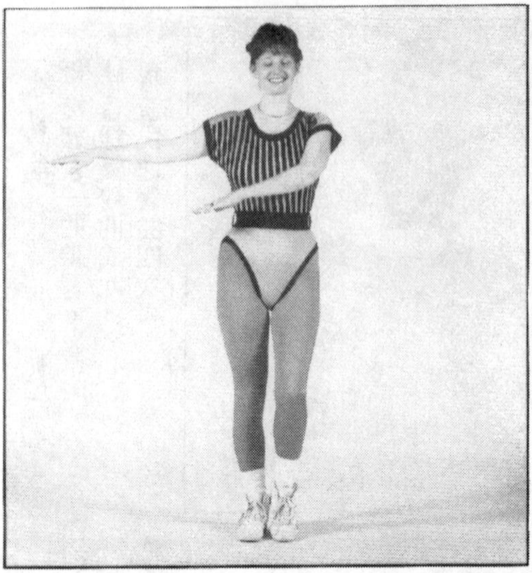

③在原地踏步。做這運動八下，重複步行四次。

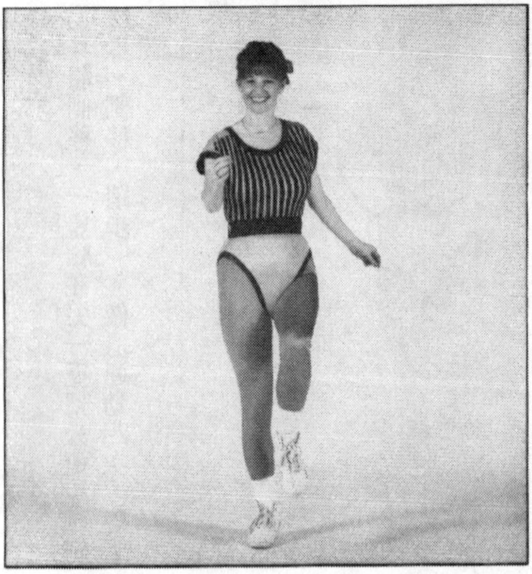

練習七

向側方步行，一隻腳的腳尖碰觸另一隻腳的腳後跟。雙手置於髖部，做這運動八次。

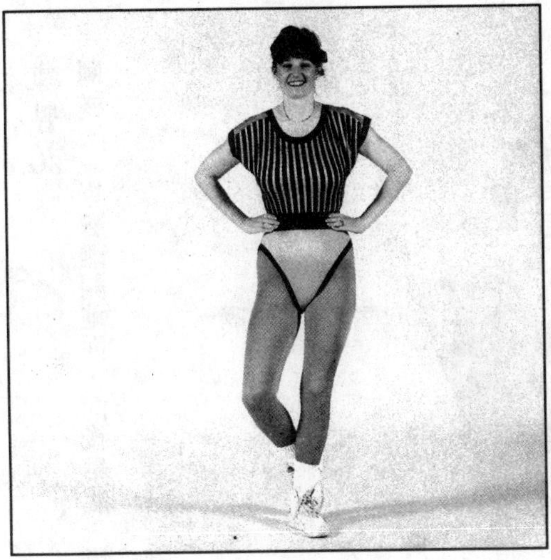

練習八

於正前方輪流舉起雙膝，以相反側的手掌碰觸膝蓋。做這運動八次。

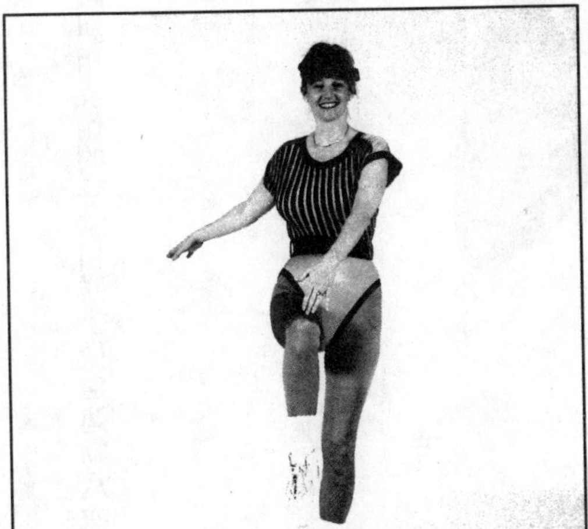

練習九

側移，一隻腳離開地面，向後舉起，以腳跟與相反側的手掌相碰。做這運動八次。

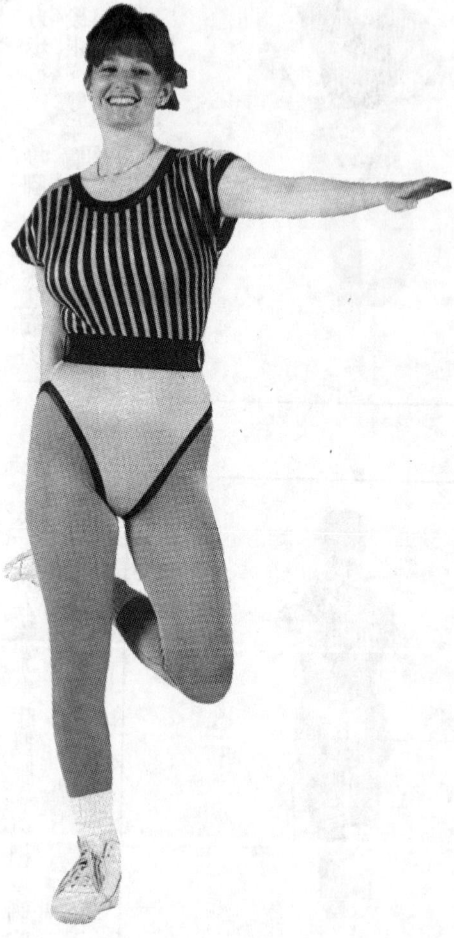

練習十

重複練習八的動作，這一次用手肘碰觸相對側的膝蓋，做這運動八次。

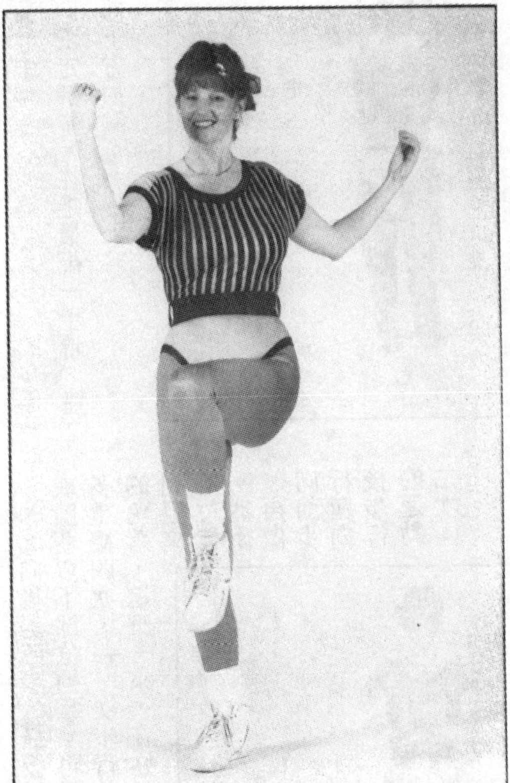

練習十一

①向前走四步，在走最後一步時，雙手於頭部上方拍掌。

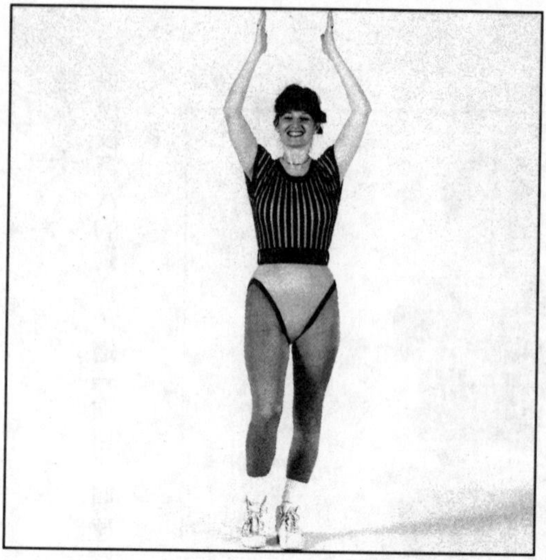

②向後退四步，最後一步時，在腰部位置或膝蓋以下部位拍掌。再重複這動作。現在再多重複四次，每一次步行時，都朝向房間不同的角落，這麼一來，在妳做完這動作時，會回到原來的位置。然後，再做向前步行與向後步行的運動二次。

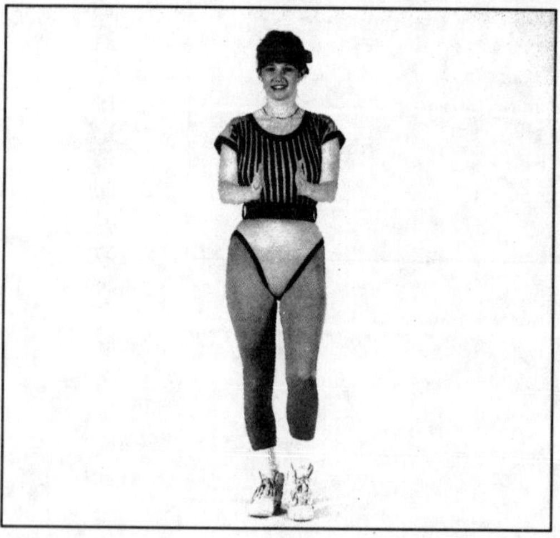

運動的時間

開始做任何有氧運動的練習時，應該慢慢地開始，逐漸地使身體展開。目標應該是在運動範圍的下限內，做大約十～十五分鐘的運動。但是，在最初剛開始的時候，也許只能維持二分鐘或三分鐘。妳並不需要在十分鐘的運動過程中，運動得十分激烈。可能的話，只要剛開始的運動激烈程度，使妳能夠在運動範圍之內活動。那麼，在各種不同程度的激烈運動中，都一樣維持在訓練範圍之內。

妳可以漸漸地增加做有氧運動的時間。如果在剛開始運動數分鐘的時候，脈搏速率已經到達訓練範圍的上限，那麼，妳需要平靜下來，並降低激烈運動的程度，維持較小限度的運動，同時手臂也放低一點。假如持續地運動，訓練範圍卻始終不能達到下限，這對於心臟血管並沒有多大的益處，不過在其他方面，很可能會增進身心方面的健康。假如訓練範圍太高，很可能會增加心血管不必要的張力，而使妳不想再繼續運動下去。

當身體變得比較強健以後，可以增加運動的時間，同時加入一些比較困難的有氧運動。在每次剛開始運動的時候，應該先做一些較不激烈的運動，然後再逐漸做一些較激烈的運動。最後，再慢慢地減低激烈運動的程度。

能夠自在地控制在訓練下限內十分鐘時，就可以進入訓練範圍的上限，藉著延長運動時間與運動的激烈程度而進入。接著，妳很可能會覺得可以參加一些其他課程，或是其他形式的活動。在身體變得較為強健以後，可以輕鬆地做大約十五～二十分鐘的有氧運動。

較困難的有氧運動

在這課程中，運動速度要稍微快一些，或是運動的步伐要大一些。因此，這課程的運動會比前述的課程稍微困難。在覺得身體比較健康以後，可以開始做這些運動。

練習一～七的起始姿勢一律為雙腳併攏站立，雙手垂於身體兩側。

練習一

在原地踏步，雙手高舉於頭部之上，以四拍做這動作。接著，仍在原地踏步，雙手放下，恢復原來的姿勢，然後雙手用力地甩，也以四拍做這動作。重複這動作四次。

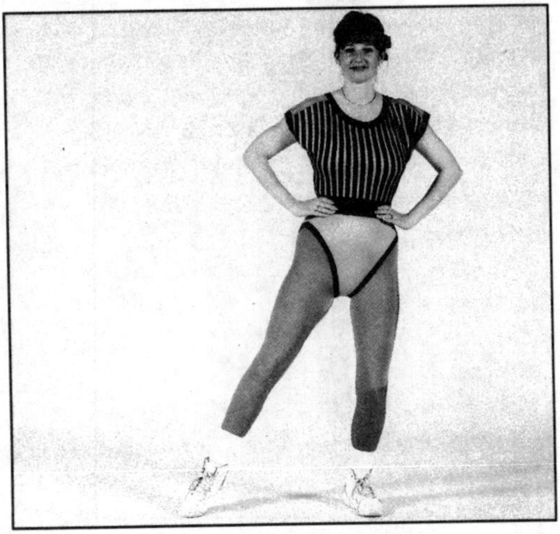

練習二

①側移並輕拍做墊步。向右邊走，左腳做一踏步；向左邊走，則以右腳踏步。做這動作四次。接著，向右邊走，雙腳踏步併攏；再向右走，再墊步（踏出、併攏、踏出、墊步）。雙手置於髖骨的位置。

②重複整個踏步的過程，向二邊各走二次。

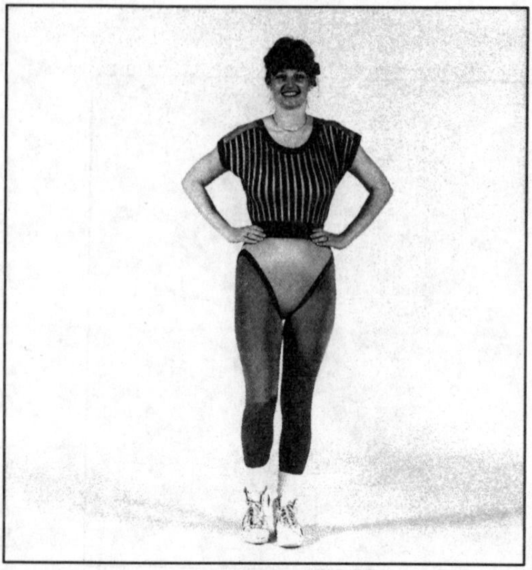

練習三

重複練習一。

練習四

①重複練習二，加入手臂的動作。

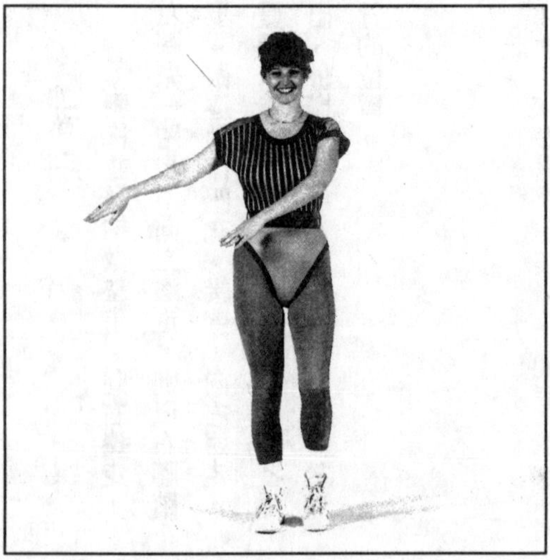

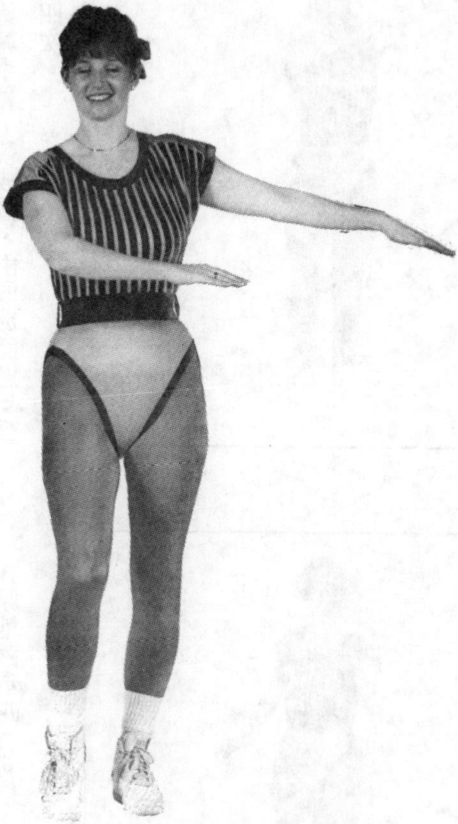

②當妳側步向二邊移動的時候，雙臂也要同時向二邊揮動。

③在做踏步、併腳、踏步、踮腳的動作時，揮動並旋轉手臂，繞成圈，由頭部而過。重複這運動四次。

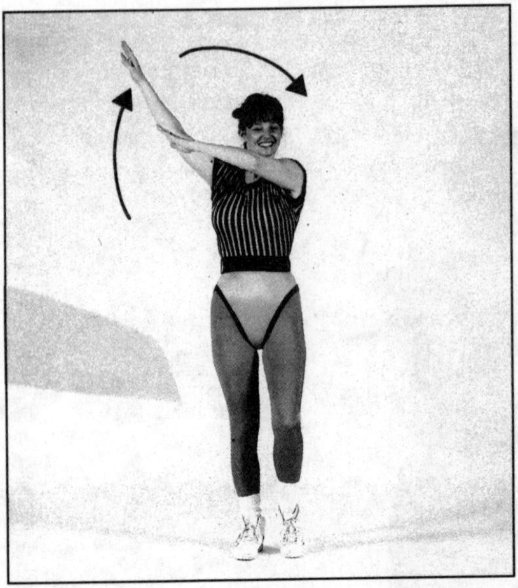

練習五

在原地踏步四次。

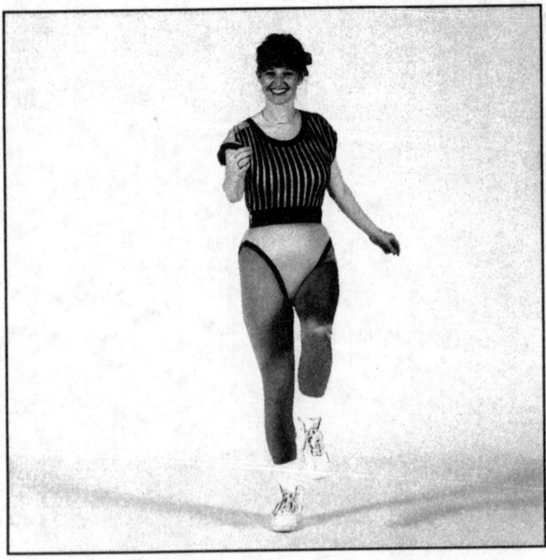

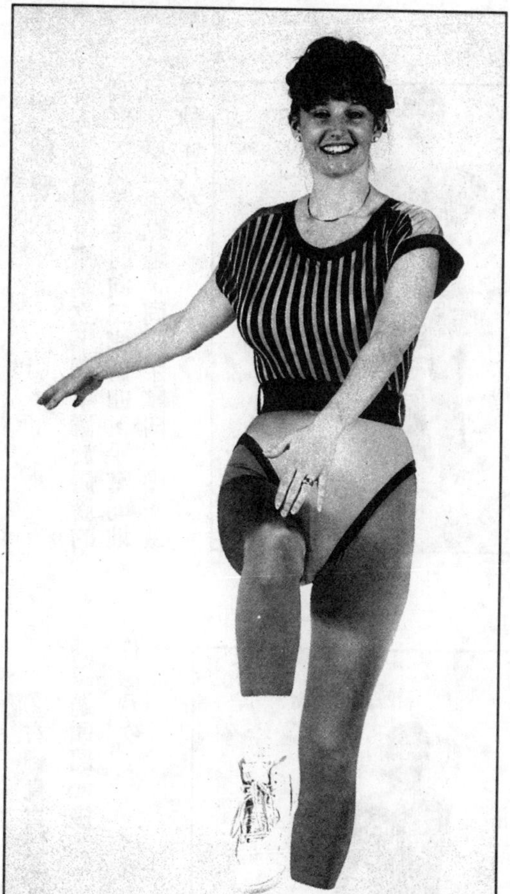

練習六

高舉右臂至比肩膀稍高的程度，同時直直地向後伸直右腳，將腳尖點在地上。然後，換邊做此動作八次。

練習七

相對的膝蓋上提，以相反側的手碰觸膝蓋。做這運動八次。

練習八

①雙腳併攏站立，雙手置於肩膀的高度，然後手肘向二側彎曲，手掌朝地面。以腳跟點地，同時手掌向下壓。做這動作八次。

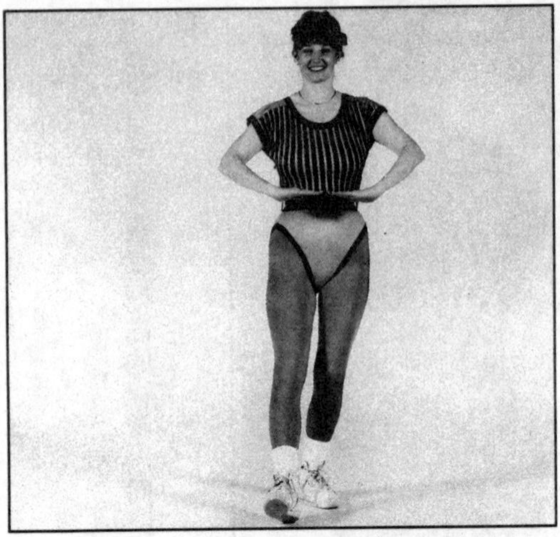

②右腳直直地向後伸，以腳尖點地。右手高舉過頭部。接著，再做另一側的動作。這動作做八次。

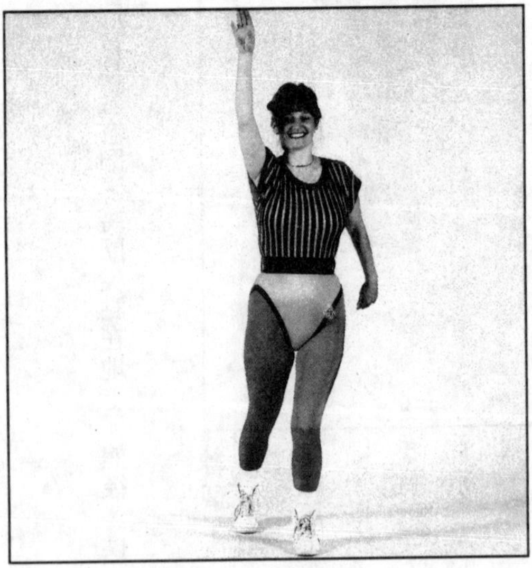

③雙膝交互抬起，雙手高舉過頭部。同時，在提起各膝時，雙手置於肩膀的高度，手指彎曲，彷彿是在抓繩子一般。做這動作八次。

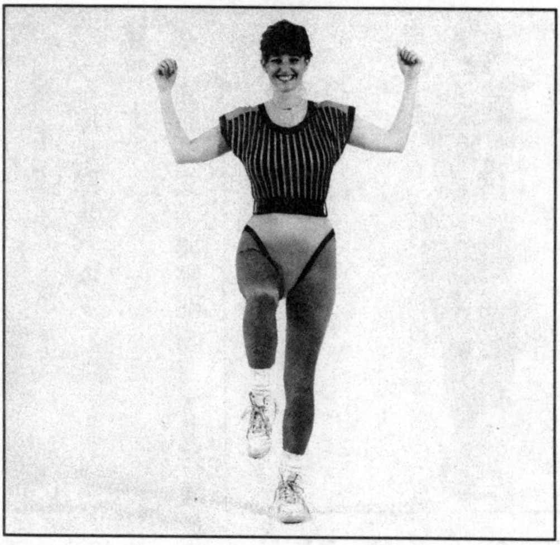

④腳跟交互於前方點地，雙手舉至肩膀的高度，掌心置於正面。做這運動八次。

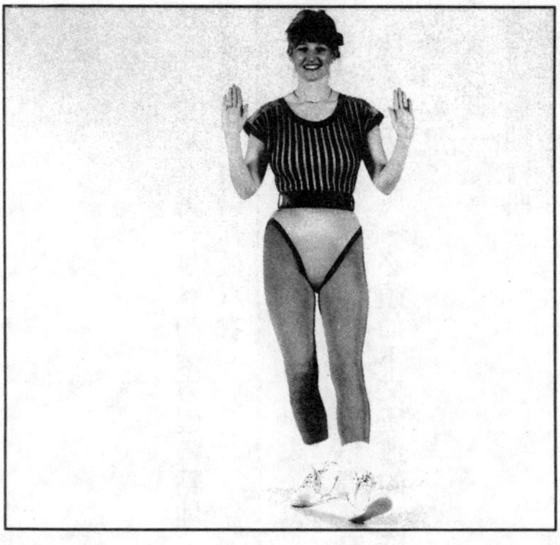

練習九

在原地踏步八次。

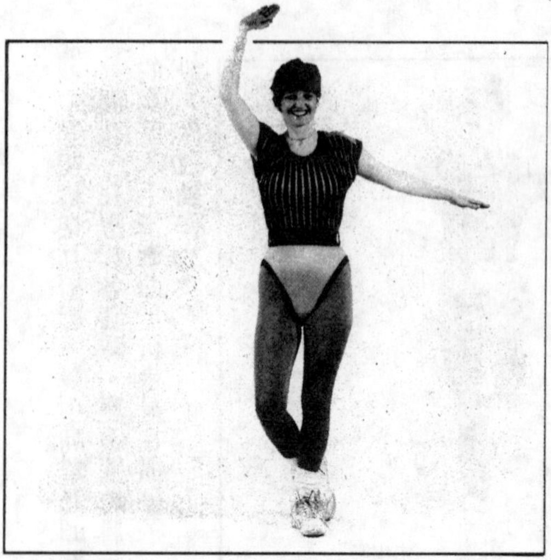

練習十

雙腳分立，與髖部同寬，雙手置於髖部。側移，一隻腳在另一隻腳的後方輕輕點地，同時向二側擺動手臂。這動作做八次。

注意事項

●注意傾聽身體的訊息。在覺得喘不過氣來，或是心跳過於迅速時，必須如下文所述的，降低運動的激烈程度。
●手臂放低一點。
●膝蓋微微地彎曲。
●步伐變小。
●做膝蓋上抬的動作時，不要抬得太高。
●交換腳，以維持腳趾著於地面。同時，下手臂輕輕地揮動，而不是整隻手臂在揮動。

練習十一

①以右腳的方向踏步至房間右角的角落。

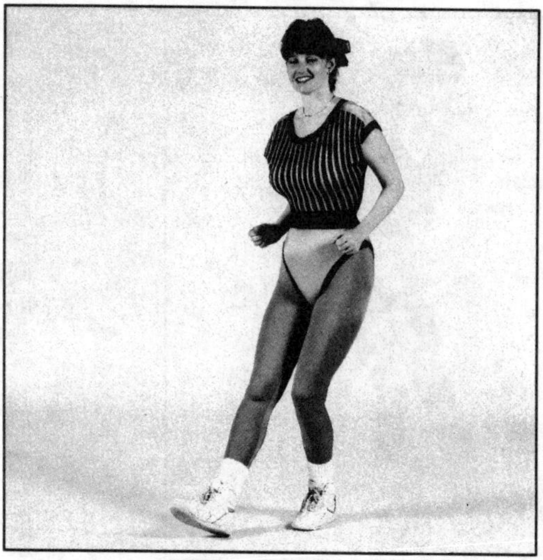

②左腳帶至右腳旁。

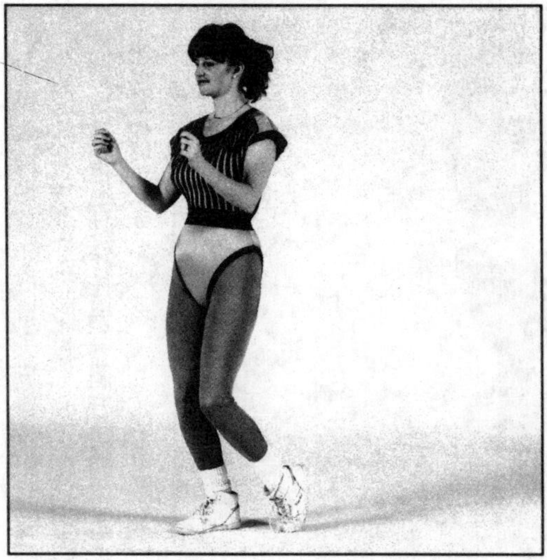

。

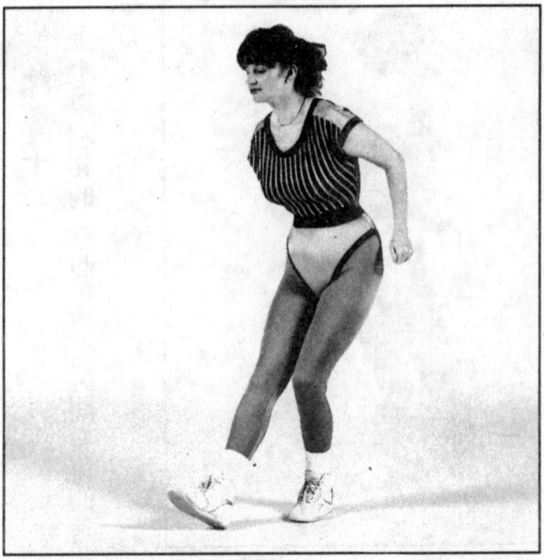

③以右腳踏步向前走，然後雙腳併攏

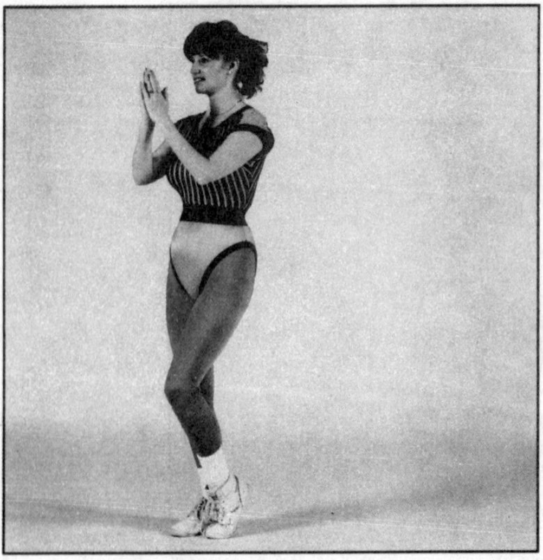

④踏步時，雙手向前與向後推，在身前拍掌，同時腳併攏（踏步併攏、踏步、拍掌）。接著，重複這動作往另一個方向的角落走。做這動作二次。

肌肉的強健與耐力課程

體內有上百條肌肉與妳的姿勢和日常活動有關。一旦這些肌肉沒有用到，就會變得軟弱而鬆弛，甚至有的肌肉會造成損失。假如不使用肌肉，便會失去它們。在第一次太空實驗中，太空人從外太空回到地球以後，發現肌肉少了很多，那是因為他們很少使用肌肉的緣故。現在，已經為他們提供特別為他們設計的運動，以減少肌肉的流失。這並不表示妳每天需要花費數小時來建立一些大肌肉。只要做一些特殊的運動，就可以使重要的大肌肉獲得主要的效果。這一類型的運動具有以下的效用：

- 增加肌肉與支撐其關節的強度。
- 增強韌帶與肌腱的狀況。
- 將鬆弛的肌肉變得較為充實，而使線條更好。
- 肌肉平衡恢復以後，妳的姿勢會獲得改善；同時，神經與骨髓的壓力會減小。
- 提昇持久力，並且不易感到疲倦。

要從這一類型的運動中獲得最大的益處，有必要了解這些運動的原則，以及在這些運動中，肌肉所運動的方式。

肌肉如何運動

通常，肌肉是以相對的方向在關節上運動。在關節一側的肌肉（稱之為主要運動者）收縮，而另一相對的肌肉在關節的另一側（稱之為相對者）便放鬆，同時使這運動進行。在這同時，其他肌肉（固定者）將會運作，使運動的肌肉得以穩定。而且，有助於提昇其效率，還能避免不必要的運動。例如：在彎曲手肘時，在上臂前方的二頭肌是主要運動者，而在上臂後方的二頭肌是相對者，肩帶的肌肉則是固定者。

肌肉收縮的一個特別類型稱為同心收縮。在上述的例子中，包括了要使二頭肌的肌肉縮短。當運動發生在相對的方向，要使關節恢復原來的姿勢時，例如：將手肘伸直的時候，會認為三頭肌是主要運動者，但是由於地心吸引力的影響，這未必是實際的情況。在手肘伸直有如上述的情況時，實際上也會運用到二頭肌。這是由於地心吸引力之故，使得手臂可以恢復正常情況時，由二頭肌控制的位置，這情況稱為偏心性的肌肉收縮，其肌肉是逐漸伸長，以控制運動。這就是人類在步入老年以後，上臂後方的肌肉何以會鬆弛的緣故。在日常生活中，這些肌肉幾乎沒有做過任何運動。為了避免這趨勢，必須做一些特殊的運動，以達到運動這些肌肉來對抗地心引力，或是體重的力量之目的。舉例而言，在做曲體向上的運動時，腹部肌肉正做同心性的收縮，而在做曲體向下的運動時，是在進行偏心性的收縮。

知道這不同類型的肌肉收縮，將有助於了解以下的指示，以及在真正開始運動時，可以正確地運動這些肌肉。上述所提到的肌肉收縮，在實際運動中，被稱為等張性或動態的收縮。它們是在運動課程中，最好的收縮方式，儘管在這同時，有某些肌肉是做靜態的收縮。靜態的或等張性的肌肉收縮，會發生於在長時間維持一個姿勢的時候。如果手肘彎曲，朝著某一方向提著購物籃，二頭肌將會是做靜態的肌肉收縮。這時，手臂與關節都沒有發生運動。

這一類收縮的害處如下：

●肌肉強度只在非常小又有限度的範圍內增進。整個可以運動的肌肉範圍並沒有增強。

●血壓會在肌肉靜態收縮時上昇，因此高血壓患者應該避免這一類型的運動。

●這一類型的運動往往會導致肌肉的疲乏與張力。

訓練的原則

要增強肌肉的強度，就要增加肌肉日常生活中以上的負荷。可以透過增加訓練的頻率、強度與持久度，來增強肌肉的負荷。

頻率：每週運動三次或四次，便足以增強肌肉。肌肉愈不強健的人，就愈容易發現到自己的進步。可以更加頻繁地運動，以加速肌肉的進步。但是，應避免運動過度，在這方面應當多留意，尤其是在最初運動的幾天。

密度：運動的強烈程度，取決於身體狀況，以及身體的感覺如何，儘管本書中也提供了次數的建議。強度應該逐漸地增強，直至感覺到肌肉所生產的影響，但是要在真正感到疲倦的時候停止下來。

運動強度應當取決於每一次的運動次數，減少休息的時間，或是增加每個動作的困難度。例如：將手置於身體兩側來做八個仰臥起坐，或是把手置於腦後來做八個仰臥起坐，腹部肌肉的運動強度會有很大的不同。這是因為把手置於腦後坐起時，身體的重心改變，同時上半身的重量也有所增加，以將身體離開地面。

如果可以輕鬆地做十六～二十次較簡單而重複的運動時，便可開始做較困難的運動了。

另一增強運動強度的方式是做二或三組的八個練習，每一組都會運動到不同的肌肉組，或是有非常短的休息時間。少數重複而有不同程度的訓練，可以增強肌肉的強度，而高度重複、程度較小的訓練，則會增強肌肉的耐力。

與**持久程度**有關的，是每一練習的長度。在身體變得較為強健，而嬰兒也較大的時候，也許妳會花較多的時間來做運動練習。剛開始的時候，重要的是要專注於因懷孕而產生變化的肌肉，尤其是骨盆肌肉與腹部肌肉。整個課程所需要的最大時間是四十五分鐘。假如無法每一天都擁有這麼多的運動時間，可以稍微作一改變，如：選擇一天做肌肉強健的部份，另一天則做有氧運動的部份，但是每一次都必須納入暖身運動、伸展運動與緩和運動。那麼，運動時間大約可縮短十五～二十分鐘。

說　明

每一次在肌肉強健與耐力訓練部份方面，要在本身感到舒適的速度下，有節奏地把整個運動課程做完。在整個運動過程中，呼吸情況都要保持平順。

應該交互地做不同的肌肉組的活動，以避免任何一組肌肉群過早感到疲憊。

妳所得到的結果，將會視妳做了何種特殊運動而定。一個在各方面都平衡的運動課程，包括了柔軟度、強健度與精神活力三方面的健康。

不幸的是，無法將健康儲存在未來，如果不使用，就會失去。在我們的年紀愈來愈大的時候，就會愈來愈減少活動，而許多隨著年老所發生的身體變化，通常是與缺乏活動有關，更甚於因為年老而造成身體上的改變。在日常生活中，我們鮮少讓關節做一個大運動，而在這同時，隨著年歲的增長，活動範圍也愈來愈小。

老年人經常會遇到穿衣服與梳頭髮方面的困難，這是因為他們幾乎很少把手臂高舉過頭，因此肩膀會變得較僵硬，而肌肉也會變得較無力。無力的肌肉無法很有效地移動僵硬的關節，因此肌肉所運動的範圍會愈來愈小。唯有每日正常規律的運動，才能確保關節的運動與肌肉的強度，因此如果希望明天還能做些甚麼，那麼今天就要去做。

在肌肉強健與耐力訓練運動課程中，將會發現某些運動有不同程度的困難度。這可以使妳在運動課程中愈來愈健康時，隨著它而進步。

由開始時的六～八次增至十五～二十次，而在妳可以輕鬆地做十五～二十次時，也許妳可以開始進入下一個困難度較高的運動。假如發現自己無法做六個完整的較困難的動作，即意味著這一級的動作對妳而言，實在是太困難了。那麼，應該回到原先那一級的運動。在可以做六次較困難的運動時，可以嘗試將二級的運動連在一起，做一陣子。要儘可能多做較困難的運動多次，而不會感到疲倦，然後再做一些較容易的程級。一是可以做較困難的運動八～十次的時候，可以只做這一級的運動，不再做先前較容易的運動。

假如肌肉顫抖，或者覺得非常累，在運動的値減弱時，這就表示那一部份的肌肉已經做到了程度足夠的運動。應該停止再做那運動，而去做不同肌肉群的運動。但是，如果只是重複該運動數次，肌肉便開始顫抖，即表示這運動太困難了，應該回到原來程級的運動。

在開始做腹部運動之前（參見一四四頁），先做第二十二頁的腹直肌的檢查，以確定腹直肌肌肉已經縮小至二根手指的寬度，或是更小。不要試著做太過激烈的仰臥起坐，或對角線的仰臥起坐，直到腹直肌已經進入正常情況為止。注意腹部隆起的狀況，維持腹部平穩的收縮，以避免腹部的隆起。假如腹直肌的分裂仍然很寬，可以做一些較簡單的仰臥起坐，將雙手交叉平放於腹部，如四十六頁所示，試著增加重複做時的次數。同時，儘量常做這運動。

腹部肌肉的運動

目標：為增強腹部肌肉的強度。這肌肉的運動是將頭部與肩膀向上，呈四十五度角的程

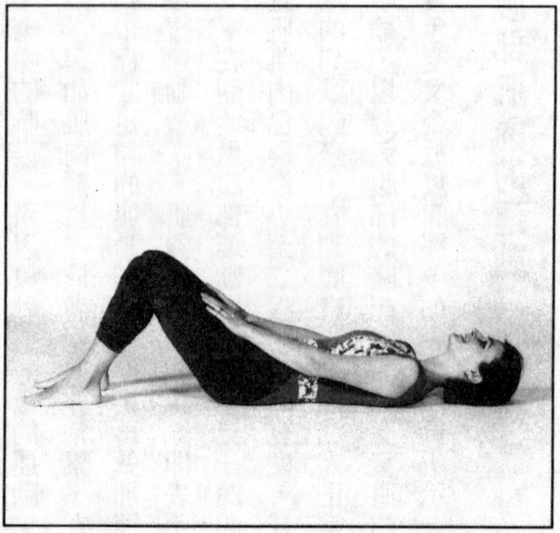

度。不需要作出由平躺轉而成為坐的姿勢，而要保持在抬起頭部和肩膀時，腰部仍貼於地面的姿勢，如此才能確保運動到腹部的肌肉。不要把腳踝固定於某物體之下，因為這很容易導致背部拉傷，而使臀部的屈肌肌肉與和脊髓下方相連的髖部做出強烈的運動。絕對不要以雙腳伸直的姿勢來做仰臥起坐的運動，因為這姿勢絕對無法使背部緊緊地貼著地板。

曲體向上・第一級

①仰躺，膝蓋彎曲，腳掌平貼於地面。先吸氣，後吐氣；在吐氣的同時，收縮腹部肌肉，腰部平貼於地板，雙手上滑至大腿部，靠近膝蓋處。

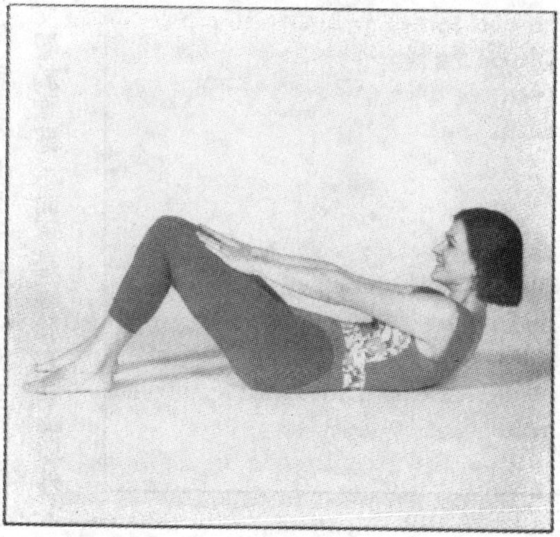

②下巴收縮，雙眼注視著膝蓋，慢慢地恢復原先的姿勢。如果覺得頸部有一股拉力，可以用一隻手支撐頭。但是，在弓起上身的時候，要小心不要用手拉頸部。

重複六～八次，在進入第二級以前，要能夠做這動作十六下。

曲體向上：第二級

①與第一級時的姿勢一樣，除了雙手交叉置於胸部，而不是置於大腿上以外。

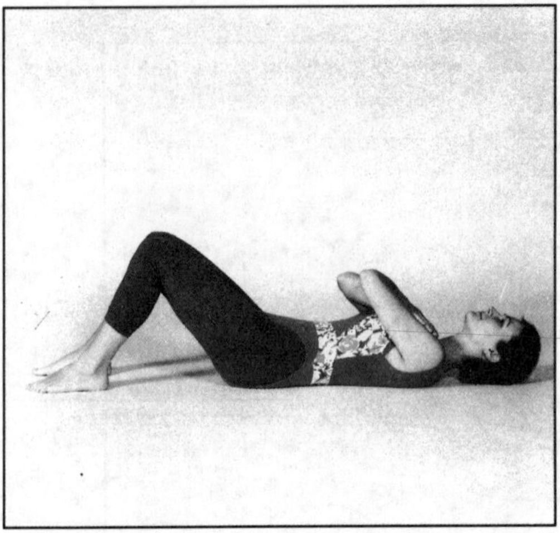

②收縮下巴，雙眼注視著膝蓋，如第一級時一樣。重複六～八次，當妳能做這動作十六次時，才移至下一級的動作。

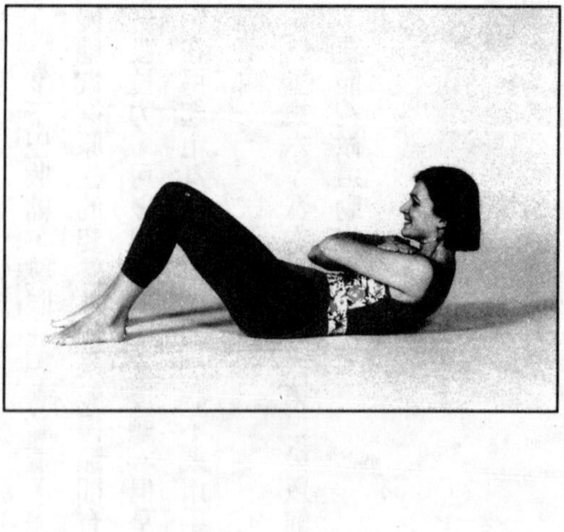

曲體向上：第三級

背部平貼於地面，彎曲膝蓋，雙手置於耳後。維持腹部肌肉平穩收縮，在整個運動中，背部始終要平貼於地板。

彎曲雙膝，使之靠近胸部，而在這同時，舉起頭和肩膀湊近膝蓋。重複六～八次，然後再換腿，重複進行這動作。

曲體向上：第四級

①背部平貼於地板，雙手置於耳後，雙膝彎曲至胸前。

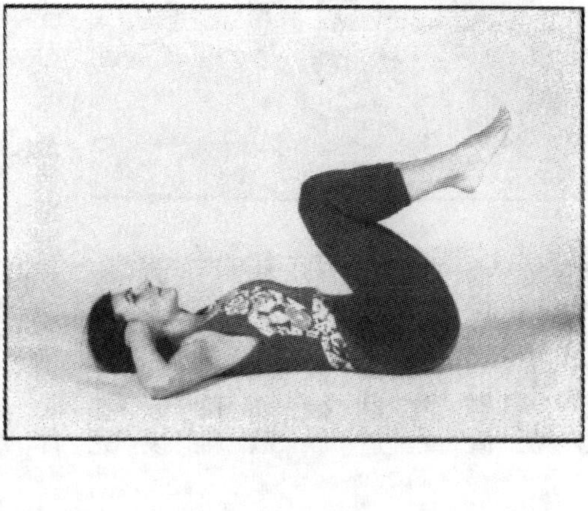

②腳踝交叉，雙腳朝天花板伸直，直到雙膝微彎於髖部上方。

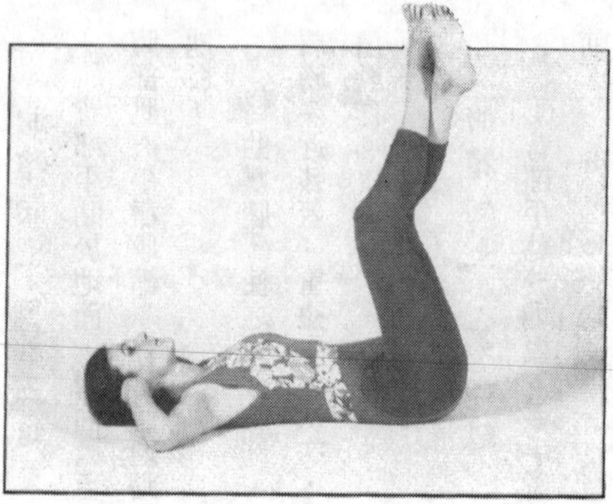

③吸氣再吐氣，在呼氣的同時，朝膝蓋的方向舉起頭部與肩膀。要確認膝蓋在髖部上方，同時背部平貼在地板上。重複六～八次，最後進展至能重複動作十六次。在完成這動作以後，抱著雙膝維持在胸部前數秒鐘，然後放鬆背部平貼於地板的力量，慢慢地把腳置於地板上，恢復屈膝的姿勢。

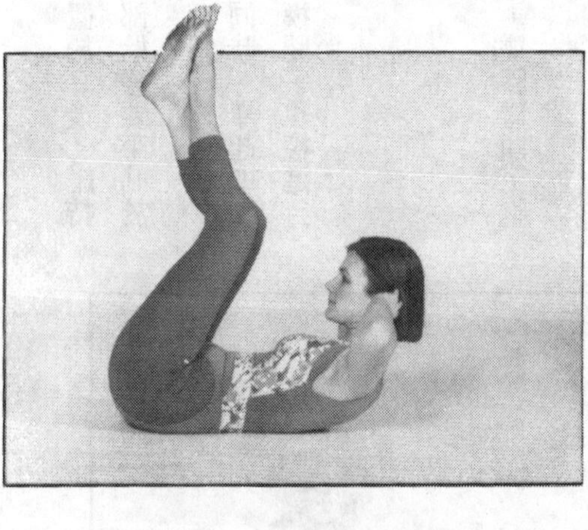

與嬰兒同做的另一第四級動作

①背部平貼於地板上，膝蓋向胸部方向彎曲，小腿平放於髖部之上，將嬰兒置放於小腿上。

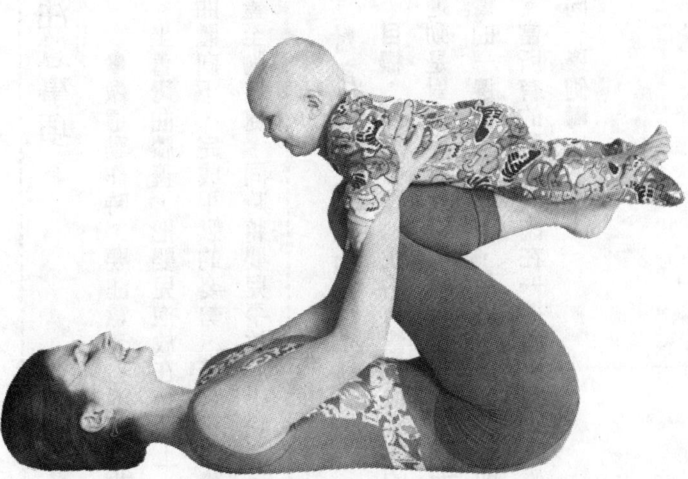

②抬起頭部和肩膀，同時親吻嬰兒的鼻子或前額。在做這動作的時候，同時維持腹部肌肉的收縮。

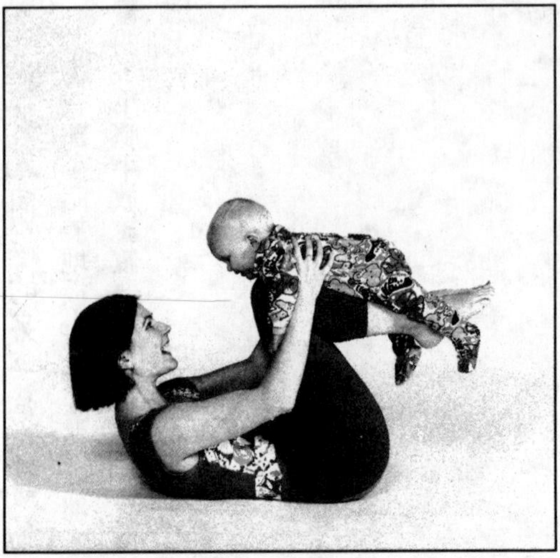

注意事項

●做這動作時，要注意姿勢不可扭曲。坐著彎曲膝蓋，把嬰兒抱放在膝蓋上。曲體向下，完成平臥的姿勢，接著彎曲膝蓋至胸口處，同時將嬰兒平放於小腿上。

對角線的曲體向上運動

目標：要增強腹斜肌的力量。這肌肉的主要運動是對角線的反射軀幹的運動。舉例而言，彎曲一邊的膝蓋向下，而另一邊的髖骨則向上。當所有的腹部肌肉在一邊向上時，它們便會向一邊側彎。

對角線的曲體向上：第一級

①背部平貼於地板、膝蓋彎曲，腳掌平貼於地面。吸氣再吐氣時，腹部的肌肉收縮，同時背部緊壓地面。

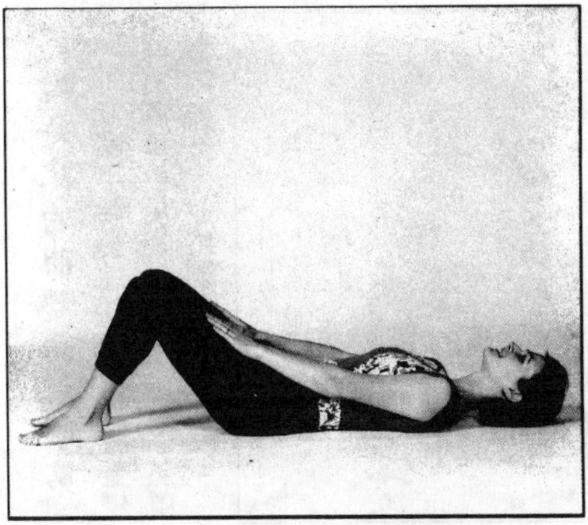

②收縮下巴，同時右手向上穿過左大腿，儘可能地向外伸，伸至左膝外側以外。回到原先的動作，並開始做另一側的動作。二邊各做六～八次，當可以重複做這動作十六次的時候，再移至下一級的動作。

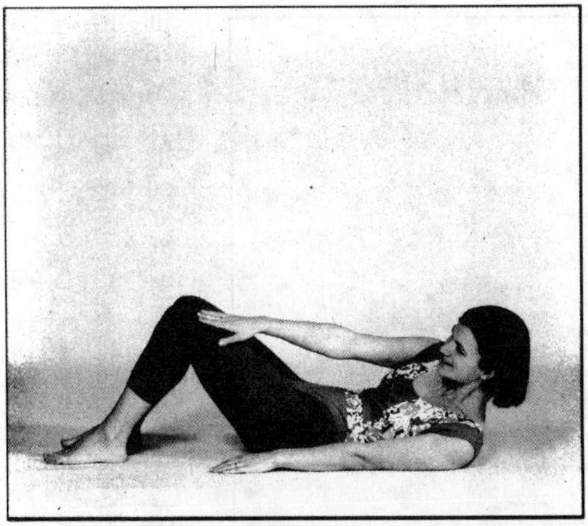

對角線的曲體向上·第二級

①背部平貼於地面，保持膝蓋彎曲，將右腳踝置於左膝上。維持右膝離開身體的姿勢，並將雙手置於耳後。

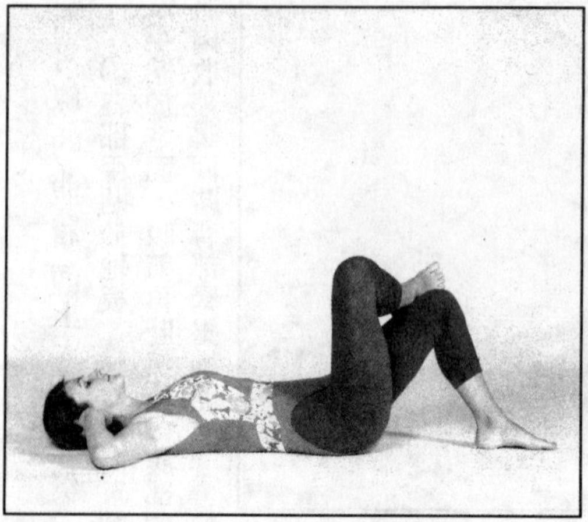

②吸氣再吐氣，收縮腹部肌肉，同時將頭部與肩膀抬離地面，左手肘朝右膝方向移，右手肘則平貼於地面。恢復原先的動作。在換邊以前，重複這動作六～八次。能進步至做這動作十六次以後，再進入下一級的動作。

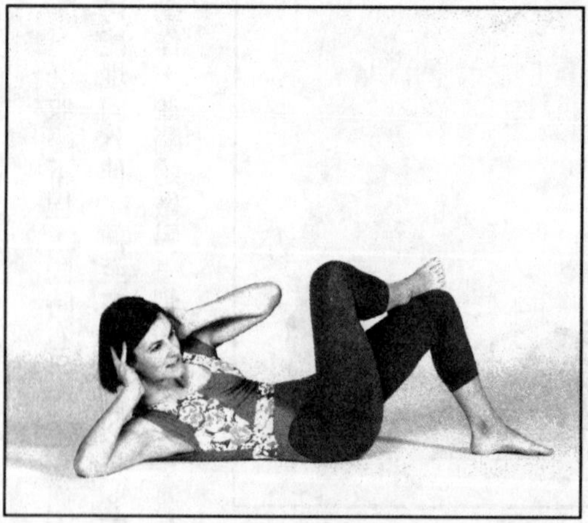

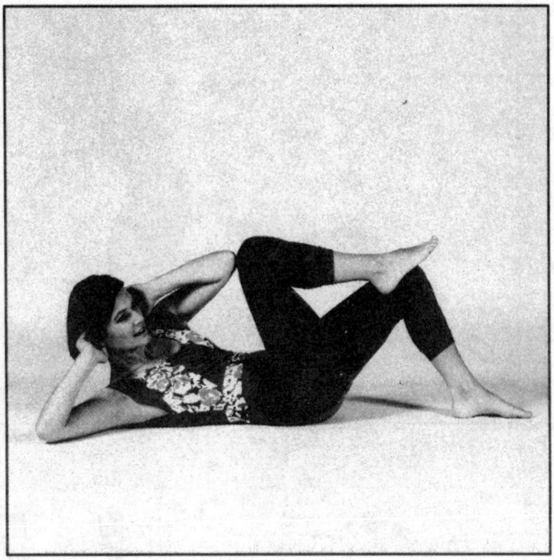

對角線的曲體向上：第三級

背部平貼於地板，雙膝彎曲，雙手置於耳後，收縮下巴。維持腹部肌肉平穩地收縮。在整個運動過程中，要使背部平貼於地板。

彎曲右膝，使之貼近胸口，同時頭部與肩膀離開地面，用左手肘碰觸右膝。重複六～八次，然後換腳。

對角線的曲體向上：第四級

背部平貼於地面，雙膝彎曲朝向胸口。腳踝相交叉，雙腳朝天花板伸直，直到雙腳位於髖部正上方，而膝蓋微微地分開與彎曲。將雙手置於耳朵後方，並收縮下巴。

吸氣再吐氣，收縮腹部，抬起頭部與肩膀，讓左手肘碰觸膝蓋，然後慢慢地回至地板，換邊再重複相同的動作。二側各做六～八次。雙膝朝胸部方向平貼，同時慢慢地放下腳至地面，維持雙膝的彎曲。

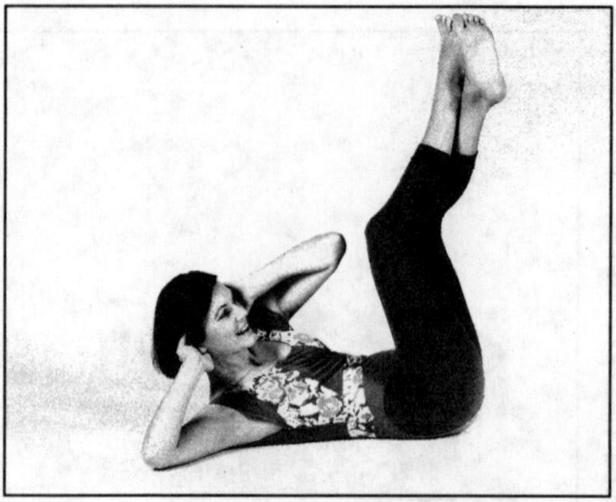

與嬰兒同做的另一對角線曲體向上運動

①背部平貼於地面，雙膝朝向胸部彎曲，將膝蓋置於髖部正上方。這時，把嬰兒的腹部置於妳的小腿上。

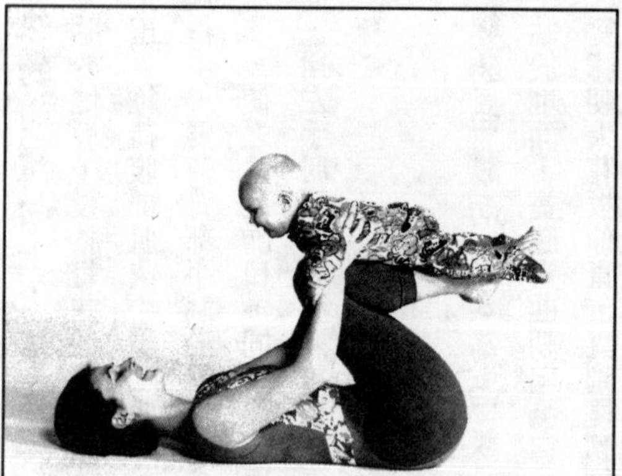

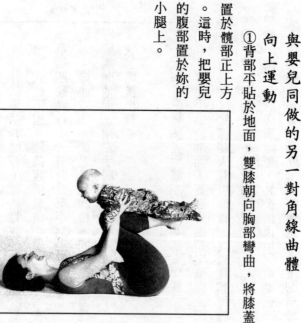

②以對角線的姿勢抬起頭部與肩膀，親吻嬰兒的耳朵，然後再親另一邊。

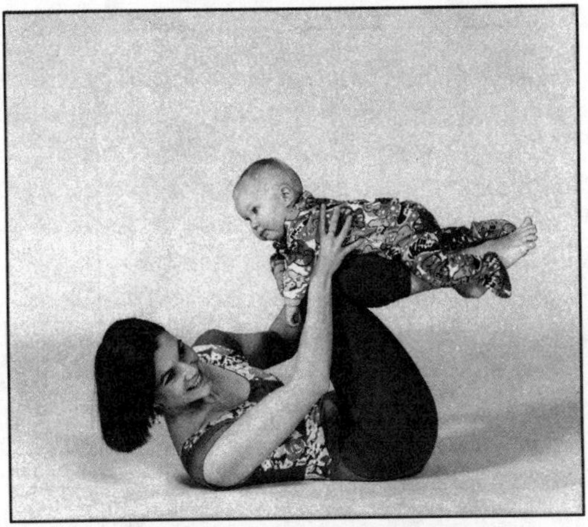

曲體向下

這運動可以取代曲體向上的運動。

①保持坐姿，彎曲膝蓋，腳掌平貼於地板的姿勢。讓嬰兒坐在妳的膝蓋上，面對著妳；或讓她坐在腹部，背靠著妳的大腿。

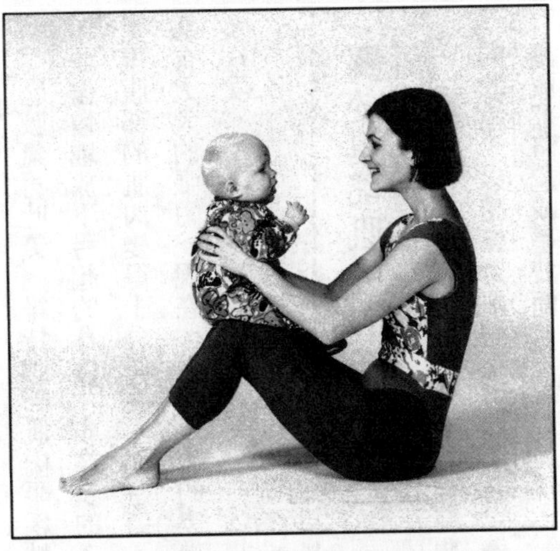

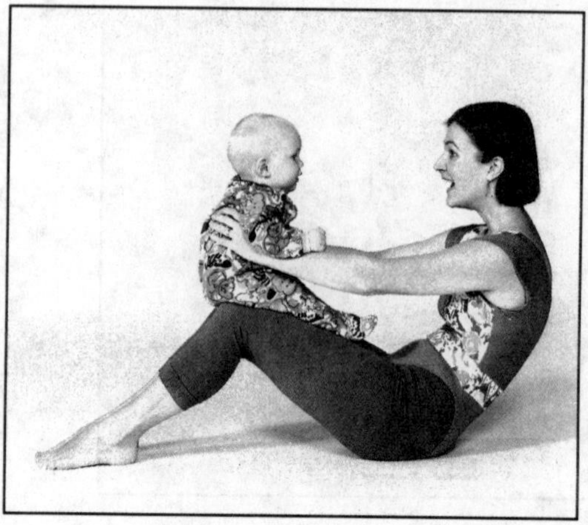

②吸氣再吐氣，維持腹部肌肉平穩地收縮，放鬆並慢慢地放下弓起的身體，成為躺的姿勢，直到覺得腹部的肌肉變得十分僵硬，但是仍不會覺得腹部有太大的張力。現在，恢復原先的姿勢，重複六～八次。

關於腹部肌肉的注意事項

●在開始做任何運動時，要保持腹部肌肉的收縮，以確保背部的平坦與不易受傷。不要讓腹部隆起或呈坡面。

●在肌肉使力的時候，要呼氣。

●雙手要置於耳後方，而不是拉扯頸部。

上半身的運動

目標：強化胸部上半身與上臂，尤其用來提高攜帶物品的肌肉力量。當嬰兒變得較大和較重的時候，妳需要擁有更強壯的肌肉，以便帶著她到處走。上臂後方的三頭肌，往往會因為很少使用它，而變得鬆弛。可以做以下的運動來增強這些肌肉。

牆壁的挺身運動：第一級

雙腳分立，與肩部同寬，以一隻手臂的距離面對牆壁，雙手平貼於牆上，與肩膀同高。在整個運動中，平穩地呼吸，彎曲手肘，放低身體，使下巴碰到牆壁。頭部要置於雙手之間。緊壓並併攏臀部的肌肉，同時使腹部肌肉內縮，腳跟輕微地離開地

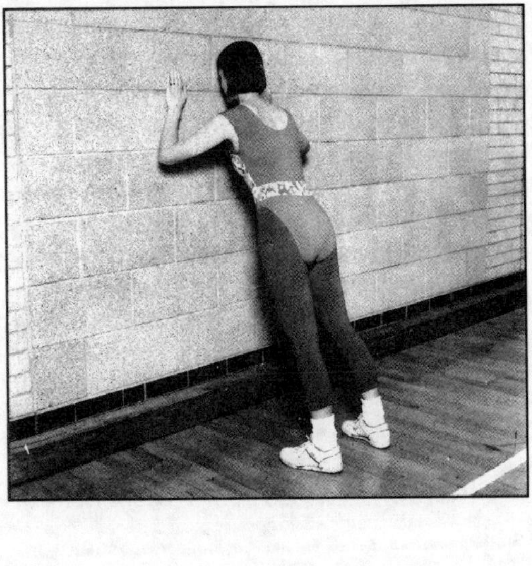

面，使身體維持一直線的姿勢。要注意腰部不要向前傾，或是背部塌陷。將身體推至原先的位置，放下腳跟。重複這動作六～八次，進展至重複這動作十六次的時候，再做下一運動。

桌子的挺身運動：第二級

雙腳分立，與肩同寬，將雙手置於堅固而不會移動的桌子邊緣，與肩同寬。身體靠著桌子向前傾，大約呈四十五度角。維持臀部與腹部肌肉的收縮，保持背部的平直，彎曲手肘，放低身體以至胸部靠近桌子。這時，身體在雙手之間。用力推至恢復原先的位置。重複六～八次。能做這動作十六次時，再進入下一級的運動。

另一方式的第二級運動：與嬰兒同做的挺身運動

當妳在做桌子的挺身運動時，可以把原本躺在床上的嬰兒，或放在與換尿布正確高度的工作檯上的嬰兒抱到桌子上。

注意事項

●如果肌肉顫抖，或是無法輕鬆地做重複動作六次，這表示妳所選擇的運動程階太困難，應該再回到原先的運動。
●讓妳的肩膀輕鬆地與耳朵分開。
●使臀部保持收縮狀態，以確保身體呈一直線。
●在整個運動過程中，呼吸要平順。（妳很可能會發現在呼氣的時候，較容易使力，即在做挺身運動時要呼氣。）

盒子的挺身運動：第三級

①跪在地板，手掌平貼於地板，支撐肩膀，而雙膝則支撐臀部。收縮腹部肌肉，同時在整個運動過程中，維持背部的平直。

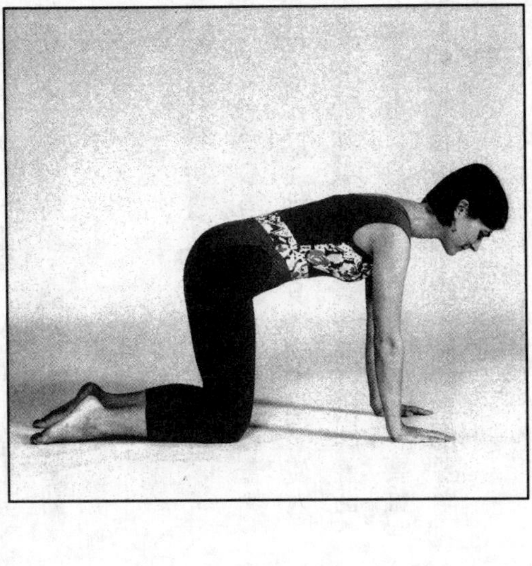

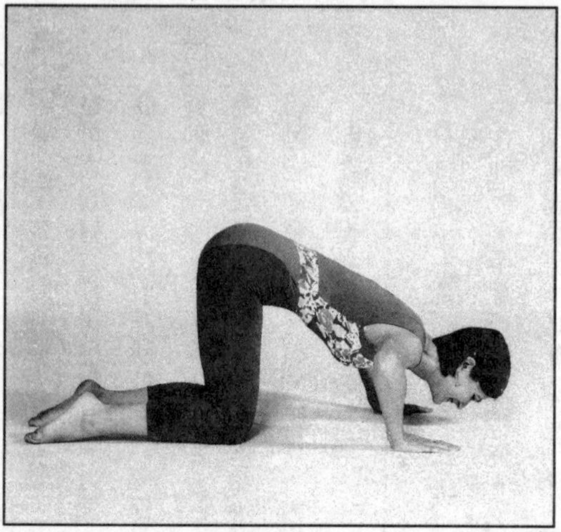

②彎曲手肘，使上半身靠近地板。然後，把上半身推回原先的姿勢。重複六～八次，進步至可以做這動作十六次的時候，開始做下一個運動。

修正的地板挺身運動：第四級

臉部朝下，雙腳踝互相交叉，並彎曲膝蓋。雙手在肩膀下方平貼於地面。身體向上推，使大腿的柔軟部位正好超過妳的膝蓋。身體由膝蓋至肩膀應該呈一直線。在這整個運動過程中，要維持腹部的收縮並保持背部的平坦，同時臀部要緊縮，用力併攏。

彎曲手肘，使身體幾乎貼近地面。重複六～八次，進而至十六次。假如無法重複這動作六次

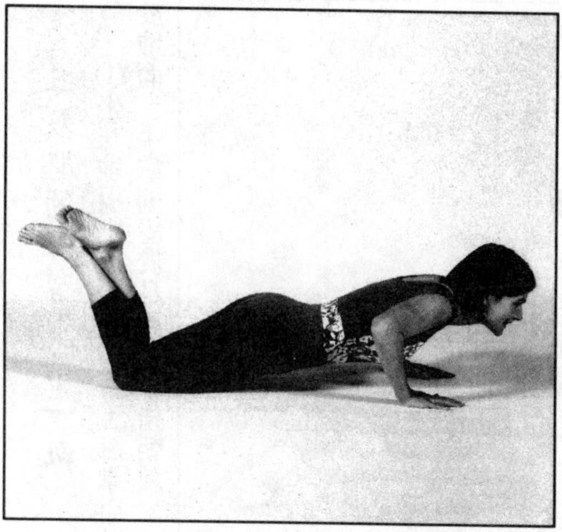

，並且做得很好，在每個上挺動作中，如果身體無法貼近地板。對妳而言，很可能是這運動太過困難了。

注意事項

●做挺身運動時，重要的是運動部位應發生於手肘部位，而不是腰部。手肘關節與肩膀關節應該不會感到任何不適。

另一可選擇的挺身運動

三頭肌的練習：第一級

①坐在地板上，彎曲膝蓋，腳掌平貼於地面，手掌則置於身後，手指朝前。

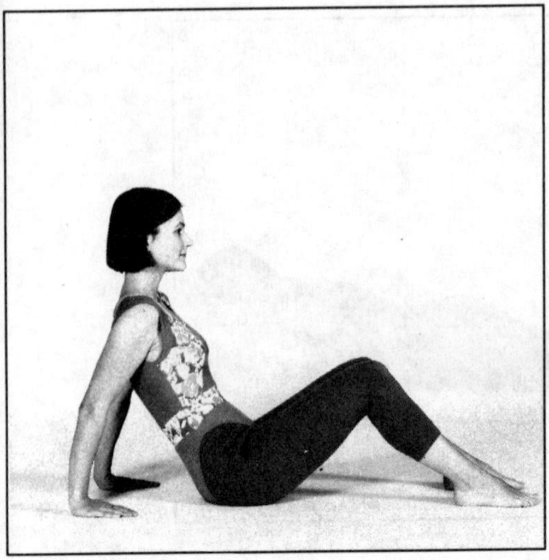

②彎曲手肘，同時降低身體，使之靠近地板，然後向上推，恢復原先的姿勢。不要讓手肘僵直，呈現有如直線一般的姿勢。重複六～八次，最後進展至重複十五次的動作。

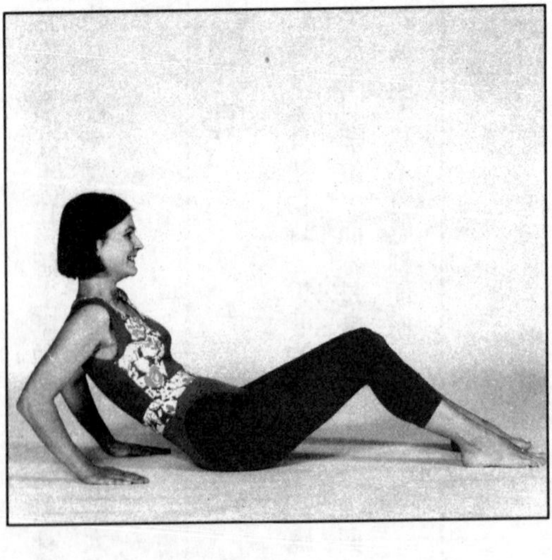

三頭肌的練習：第二級

①坐姿與第一級時一樣，將體重置於雙手，同時抬起臀部，離開地面數吋。

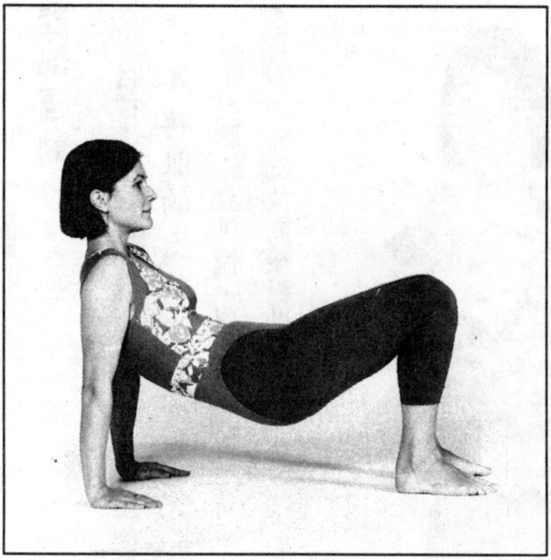

②現在，彎曲並伸直手肘，讓三頭肌做到更多的運動。

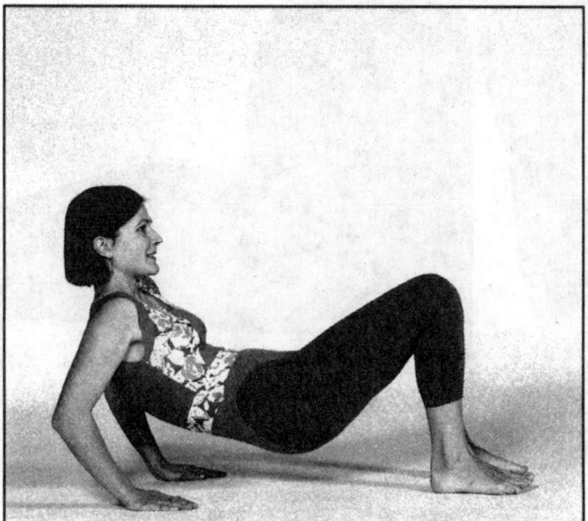

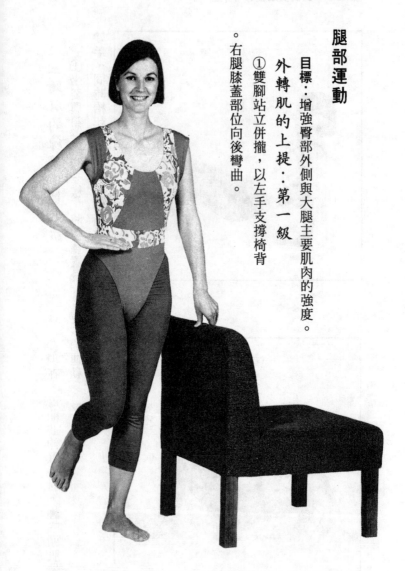

腿部運動

目標：增強臀部外側與大腿主要肌肉的強度。

外轉肌的上提：第一級

①雙腳站立併攏，以左手支撐椅背。右腿膝蓋部位向後彎曲。

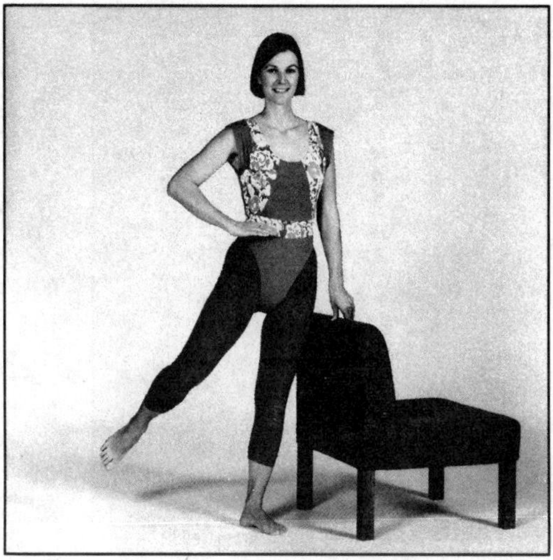

②維持髖部的平直，同時雙腿保持平行，提起右腿，儘量朝外側伸。這會使二側的大腿之外轉肌都運動得到。右邊的外轉肌是呈動態運動，而左側的則呈靜態運動，要保持與地面呈水平狀態。

由於如此，所以不應該只針對某一邊的肌肉進行運動，否則很容易疲倦。只要重複六～八次即可，然後要先做以下的運動，再換另一邊進行運動。

四頭肌的蹲下運動

站立於椅子旁，以左手支撐椅背，雙腳分立約六十公分（二呎）。背部保持平直，雙膝彎曲，宛如要坐於背後的椅子一般。但是，不要完全地蹲坐下來，因為這會使大腿前部份（四頭肌）的肌肉運動過於激烈。接著，恢復站姿。重複六～八次，然後面朝另一方向，在另一邊重複相同的動作。

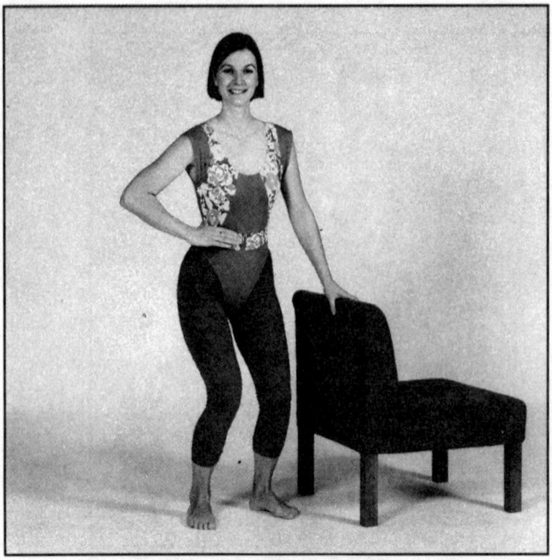

注意事項

- ●當彎曲膝蓋時，背部要保持平直。
- ●膝蓋完全彎曲的話，很容易引起膝蓋的拉傷。因此，只要做出彷彿要坐在椅子上的動作就可以了。
- ●腳趾要維持在膝蓋的正前方，不要讓膝蓋彼此向內靠攏彎曲，因為這很可能會使膝蓋拉傷。
- ●腳跟要貼於地面，因為這可以避免膝蓋過於彎曲。

腿後腱的彎曲：第一級

①雙腳分立，與臀部同寬，面對著椅子，雙手置於椅背上。保持臀部朝正前方，並與地面呈水平狀態。同時，把身體的重量置於雙手和右腳上，左腳腳尖儘量往後拉。

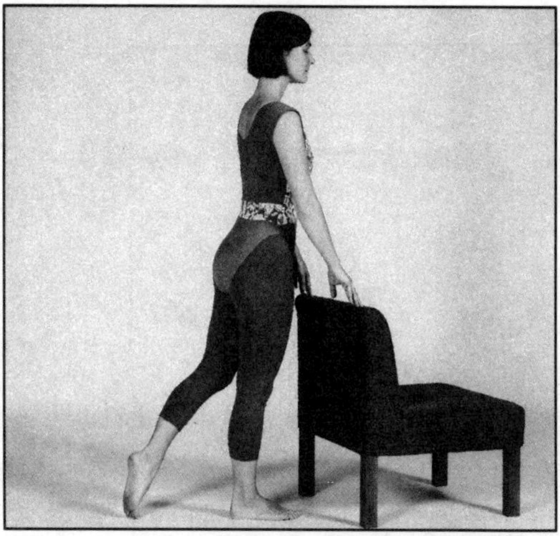

②使左腳維持某一角度，彎曲膝蓋，然後再伸直。這可以使臀肌與腿後腱的肌肉——在左大腿後側的肌肉得以運動。重複六～八次，然後再換一隻腳進行動作。

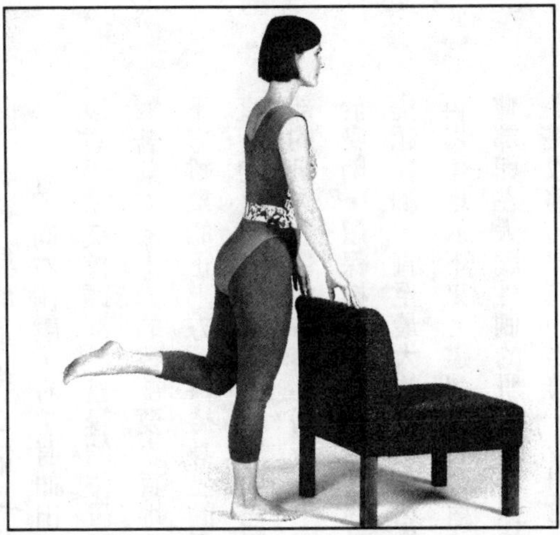

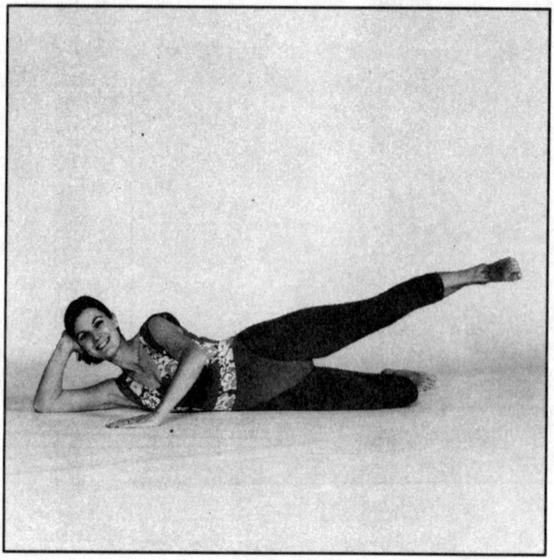

外轉肌的上提：第二級

身體向右側躺，右手肘伸出，以右手掌支撐頭部，髖骨的位置正對著前方。上方的臀部要直直地在下方臀部的正上方。保持身體的平直，使之呈一直線，同時要收縮腹部的肌肉。彎曲右膝，同時左手置於身前，以保持身體的穩定。儘量提起左腳，直至最大的幅度，然後再慢慢地放下來。這運動將會增強臀部與左大腿外側的肌肉。要保持上臀收縮、向前的姿勢，否則妳會發現腿已經抬得夠高，但是卻用錯了肌肉。重複六～八次，然後再進展至十六次，二邊各做八次。同時，若有需要，可稍作短暫的休息。接著，再換到左側，做右腿的運動。也可以改變這練習，一次是保持腳踝彎曲，而另一次則是腳尖直立。

臀部肌肉與腿後腱運動的注意事項

●每一次往上提的時候，都要記得接觸到腹部肌肉，並讓背部貼住地面。

臀肌與腿後腱的壓縮：第一級

臀肌與腿後腱的運動可使大腿後側與臀部的肌肉得到運動，其變化包括了大腿肌肉與骨盆的肌肉。

背部平貼於地面，膝蓋彎曲，腳板平貼於地面，微微分開。吸氣再吐氣，在吐氣的同時，收縮腹部，使背部平貼於地面。將臀部緊壓併攏再放鬆。重複六～八次，再進展至十六次。

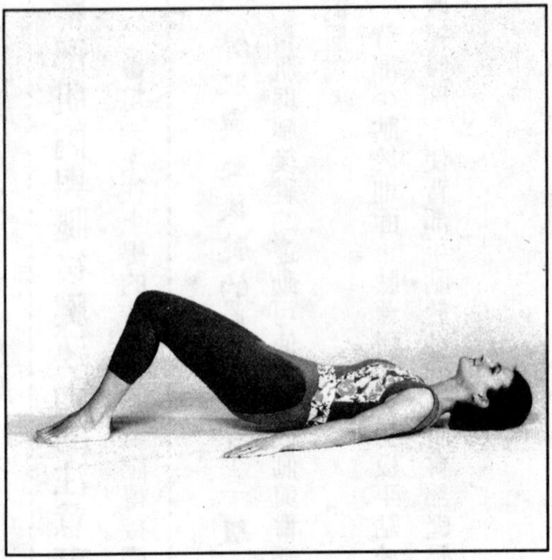

臀肌與腿後腱的壓縮：第二級

背部平貼於地面，膝蓋彎曲，腳板平貼於地面，微微張開。吸氣再呼氣，在呼氣的同時，收縮腹部的肌肉，使背部平貼於地面。緊壓併攏臀部，將臀部上抬，離地面數吋，然後再放鬆，恢復原來的姿勢。重複六～八次，最後要進展至十六次。

臀部與內收肌壓縮的變化

與前面的練習一樣，不過這一次在壓縮和上提的時候，要壓著大腿，以運動內側的肌肉（內收肌）。放下臀部的時候，放鬆大腿並分開。重複六～八次，最後進步至十六次。一旦妳很有自信，知道如何控制骨盆肌肉的時候，可以將骨盆肌肉的控制也包括在這運動裡面。緊縮並上提臀部肌肉，壓緊大腿內側，緊壓併攏。當骨盆肌肉向上推時，同時也做這運動，然後再放鬆，慢慢地恢復平躺的姿勢。

內收肌的上提：第二級

向右側躺，以右手支撐頭部。彎曲左膝，將左腳橫跨於右腳之前，而左小腿則平貼於地面。右大腿要維持呈一直線，同時右腳踝微微地向上，朝著天花板。右腿上舉，離開地面數吋，然後再慢慢地放下。

有韻律地重複上提與放下的動作六～八次，能夠做連續十六次時，再做下一級的運動。

注意事項

●由地面提起腳的時候，要保持膝蓋的平直。

●將墊子或毛巾舖在地上，可以使臀部的骨骼覺得較為舒適。

●使內側的腿稍微向上，以便內收肌可以正確地運動。

●將左手置於前方的地板上，以平衡姿勢。

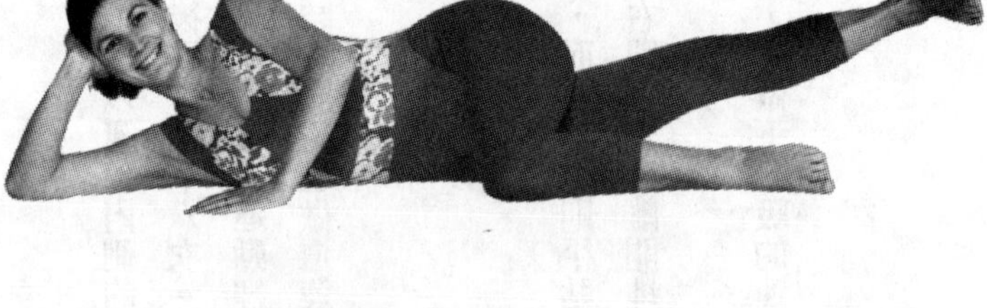

背部的運動

目標：直立的骨髓肌分佈於整個背部，它們非常重要，因為與腹部的肌肉相連，維持良好的姿勢。二組相對的肌肉能保持平衡與否，這是很重要的。在懷孕以後，骨髓會比腹部肌肉更加強健。雖然腹部肌肉需要更多的密集訓練，但是背部的肌肉也一樣需要運動。

貓拱背運動：第一級

①四肢著地，以手支撐肩膀，雙膝微微分開，支撐臀部。

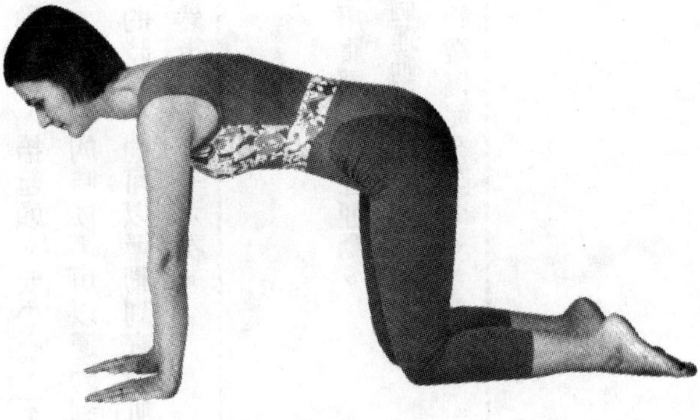

②吸氣再吐氣，在吐氣的同時，收縮腹部肌肉，並將頭部往胸部方向靠，使背部拱起，有如正在生氣的貓一樣。放鬆，然後再恢復原來的姿勢，做這動作時，抬起頭。要小心，不要讓背部運動過度。在拱背的時候，可以運動到腹部肌肉；抬起頭的時候，則可以運動到脊髓肌。重複六～八次，然後進展至十六次。

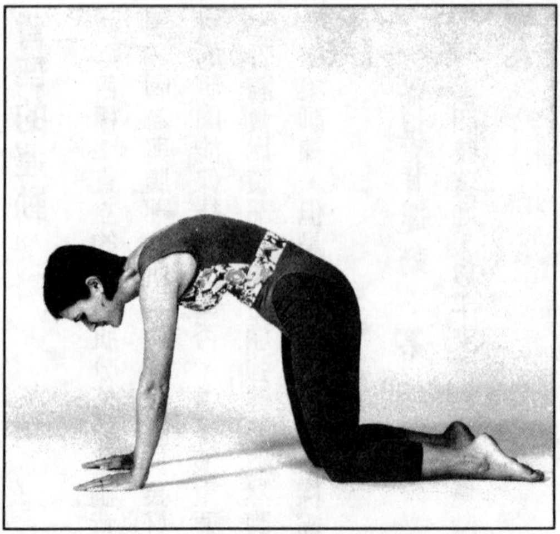

注意事項

- 確定是使用腹部肌肉在運動。
- 記得在整個運動過程中，呼吸要平穩。
- 保持運動的緩慢與有韻律。

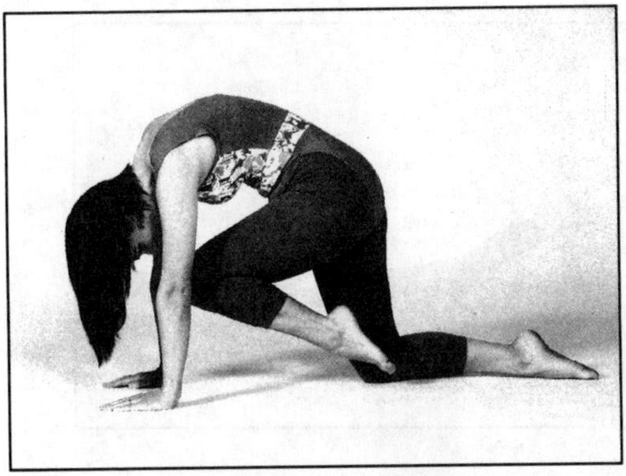

前傾跪姿換腿上提運動‧‧第二級

四肢著地，以手支撐肩膀，雙膝微微分開，以支撐臀部。彎曲頭部，使之朝向胸部，同時彎曲左膝，以左膝向前碰觸頭部。

在這麼做的時候，由側看時，背部呈拱狀。這時，抬起頭部，使之與背部齊高，在這同時，向後伸直左腳（參見下圖）。做這運動時，要緩慢而有節制地伸展肌肉，避免將腳抬得太高，或是拱起背部。重複六～八次，然後再換腳進行。進展至各腳能做二組的八次運動，會比一隻腳連續做十六次還要好一些。

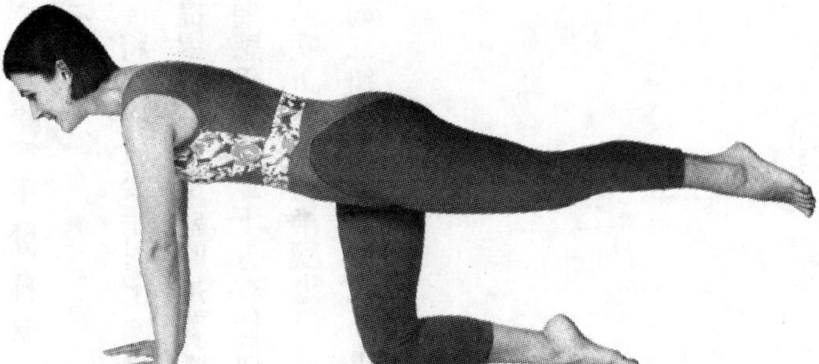

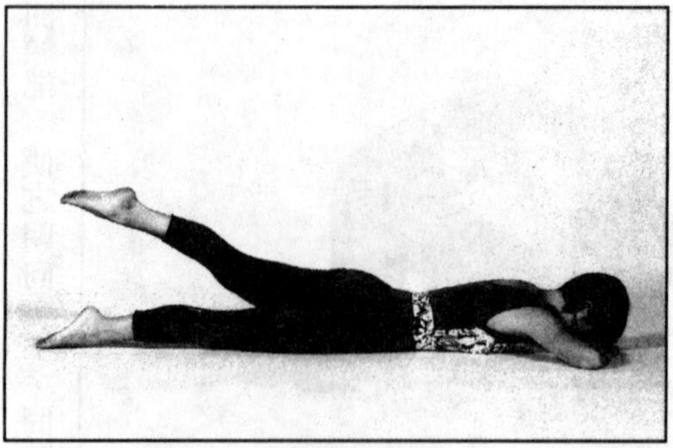

前傾、平躺、換腳、上提（下豎棘肌與臀肌運動）：第三級

面部朝下俯臥，手肘彎曲，將前額置於手肘上。筆直地抬高在身後的左腿。無法提得很高，重要的是要確保臀部前方平貼於地面，並且要感受到背部下方有任何疼痛或受傷的感覺。重複六～八次，然後再換腳進行。最好能進展至雙腿能各做八次的二組運動，這會比一隻腳連續做十六次運動好。

前傾俯臥、頭部與肩膀上提（上豎棘肌運動）：第二級

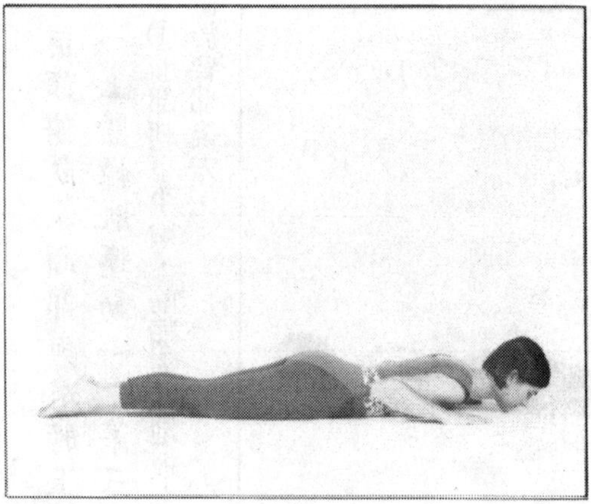

①面部朝下平躺，雙手置於肩部二旁

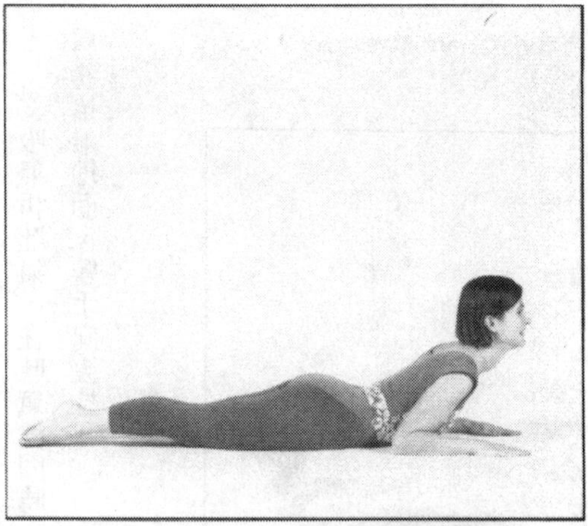

②雙手下壓，抬起頭部與肩膀，離地約二十五公分（十吋）以內。這時，髖部平貼著地板。不應該感到背部後方有疼痛或拉傷的感覺。重複六～八次，進步至能夠連做十六次，是二組的連續八次，同時中間要有短暫的休息。

前傾俯臥、頭部與肩膀上提

（上豎棘肌運動）：第三級

①面部朝下平躺，前顎靠在地板上，雙手置於背部後方。

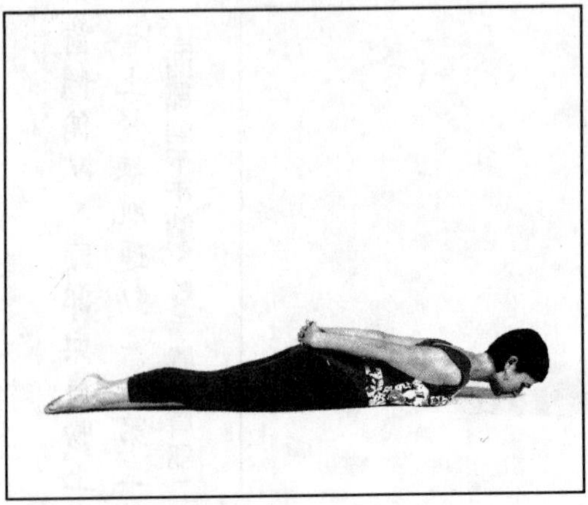

②吸氣再吐氣，在吐氣的同時，將頭部與肩膀抬離地面，雙手向後拉。

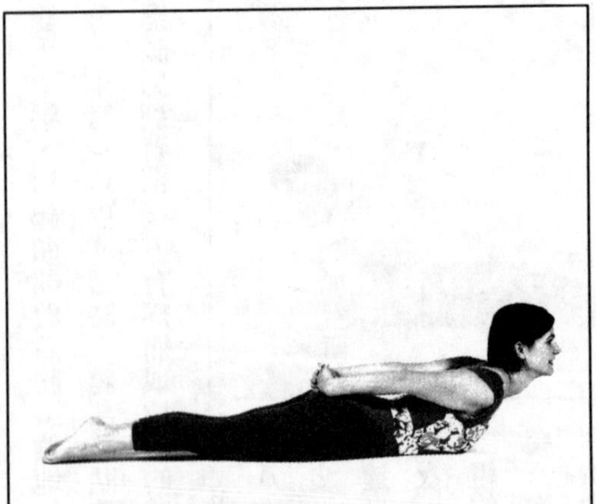

基本的肌肉強健與耐力運動總表

這運動課程的設計是要讓妳在自己的能力範圍內做運動。也許，妳會發現在某些運動中，只能做第一級的運動，而在某些運動中，卻能做第三級的運動。以下是對於做一些不同程級的肌肉強健與耐力運動的建議，可以選擇一些上述數頁所述的適合個人的身體強健的程級。重複次數的建議為最少量者，一旦覺得還可以做得更多次時，可以增加至所建議的數次。進入另一程級的運動以前，可以先增加次數。

站著做以下的運動。

練習一：牆壁的挺身運動×八（參見一五七頁）

練習二：參見外轉肌上提運動：第一級×八（參見一六四頁，右腿的運動）

練習三：三頭肌的蹲下運動×四（參見一六六頁）

練習四：腿後腱的彎曲×八（參見一六七頁，右腿的運動）

練習五：重複練習二（左腿的運動）

練習六：重複練習三×四

練習九：重複練習四（左腳的運動）

現在，改變姿勢，將背部平貼於地板，膝蓋彎曲，腳板平貼於地面，做以下的練習。

練習十：骨盆肌肉壓縮運動×六（參見四十八頁）☆

練習十一：腹部的上曲運動×八（參見四十六頁）☆

練習十二：臀肌的壓縮運動×八（參見一六九頁）

練習十三：對角線的上曲運動×八（參見一五一頁）☆

練習十四：骨盆肌肉上昇運動×八（參見四十八頁）☆

四肢著地做以下的練習。

練習十五：貓的拱背運動×八（參見一七三頁）☆

恢復坐姿，做以下的練習。

練習十六：向下彎曲×八（參見一五五頁）☆

做得很好！已經做了所有的主要課程。現在，可以好好地伸展，並做緩和運動。背部平貼於地面，將雙膝抱於胸口前，輕輕地做搖擺運動數秒鐘。現在，雙腿放回地板上，然後腿向外伸直。雙手向上伸展，儘情地享受伸展運動。

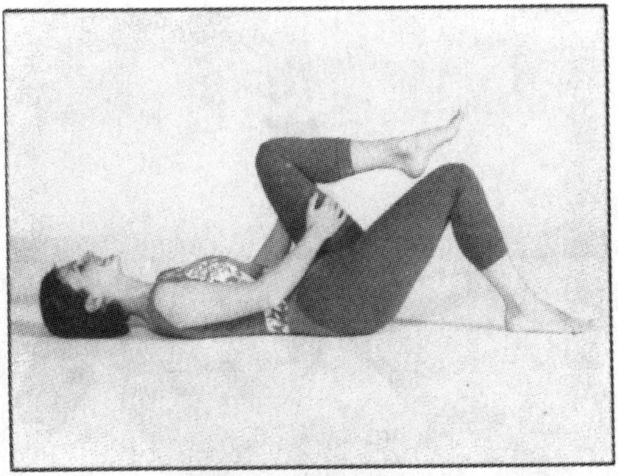

伸展與緩和部份

這伸展運動可以使肌肉輕鬆，然後可以讓妳做最後的緩和運動。

腿後腱的伸展

①背部平貼於地面，雙膝彎曲，將左膝往胸部方向移，輕輕地抱住左膝後方。使二邊的臀部平貼於地面。

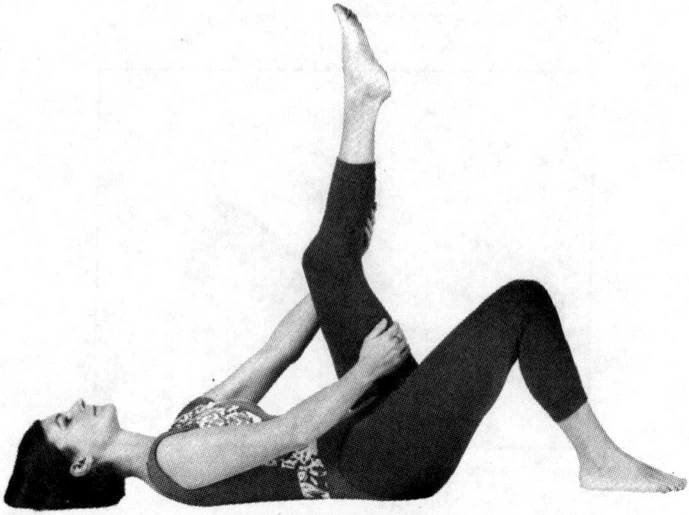

②可以逐漸地伸直左腿，以強化伸展的力量，但是並不需要讓整條腿完全伸直。應該可以感覺到左大腿後方有一股拉力，要確定這是逐漸的伸展，而不是有如彈跳一般劇烈。

維持這姿勢六～八秒鐘，然後在地板上換腿，另一側重複做相同的動作。

臀部肌肉的伸展

①背部平貼於地面，雙膝彎曲，將左腳踝橫跨於右膝上。

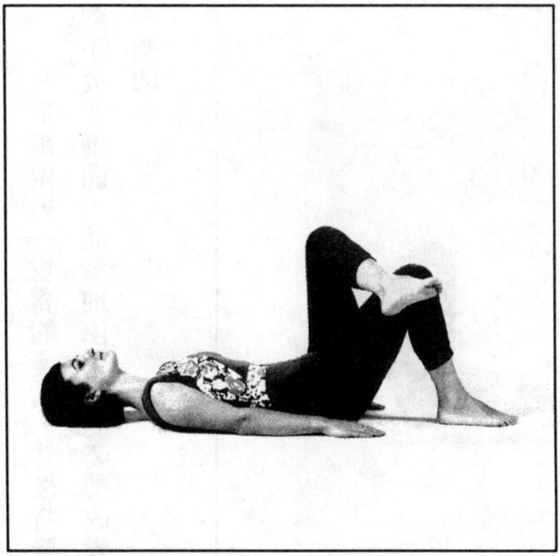

②雙手置於右大腿後方，把左腳朝胸部方向移。應該會感覺到左側臀部有一股拉力，保持這姿勢六～八秒鐘。

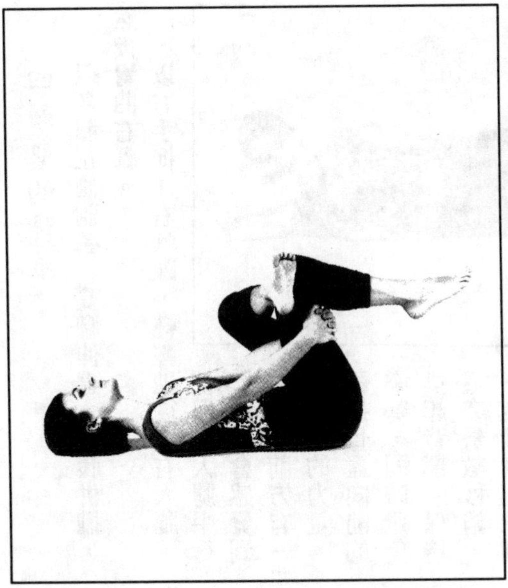

③重複做另一隻腳的運動，然後將雙腳平放在地面，漸漸地由平躺的姿勢改變為側躺。

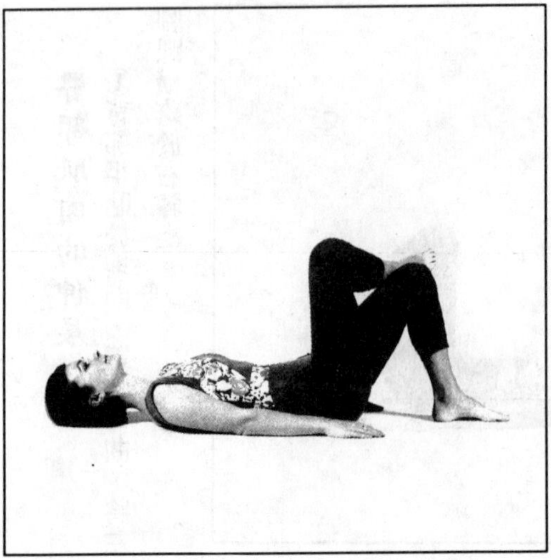

四頭肌的伸展

以身體左側側躺，雙腳伸直，雙膝併攏，然後彎曲右腳。

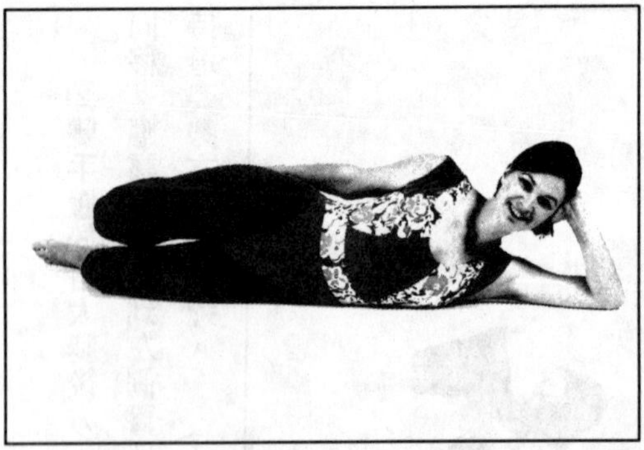

以右手捉住右腳踝，輕輕地後移右大腿，使與左大腿平行。應該會感覺到右大腿前方有一股伸展的力量。維持骨盆向前的姿勢，同時避免拱起背部。保持這姿勢數秒鐘，然後翻轉至左側，重複做左腿的運動。慢慢地把身體推成坐姿。

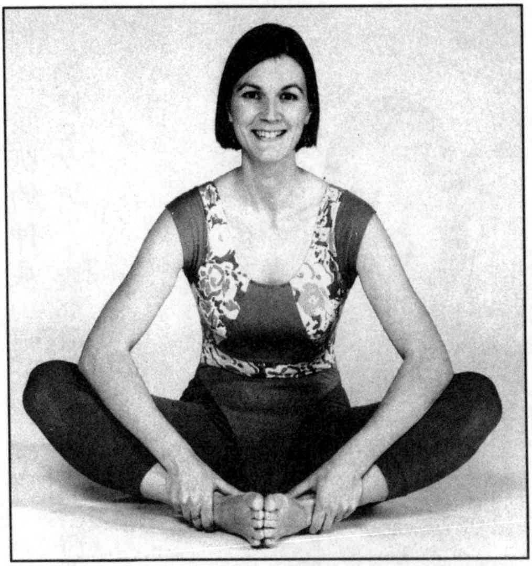

內收肌的伸展

以雙腳腳掌平貼，各膝蓋向外彎的姿勢坐著。雙手握住腳踝，同時手肘置於膝蓋上，微微地向前，將大腿輕鬆地分開至最大限度。應該感覺得到大腿內側有一股拉開的力量。這動作維持六～八秒鐘，隨著肌肉的逐漸放輕鬆而拉開，但是不要太用力。

注意事項

●假如內收肌的伸展會令妳感到不舒服，不妨將大腿稍微向外移。慢慢地把大腿拉近身體，將能強化內收肌伸展的力量。

●在做三頭肌的伸展時，維持頭部的正直。在專注地做伸展運動時，不要伸出下巴。

●做伸展運動時，要緩慢而平順地去做，不可以過份用力。

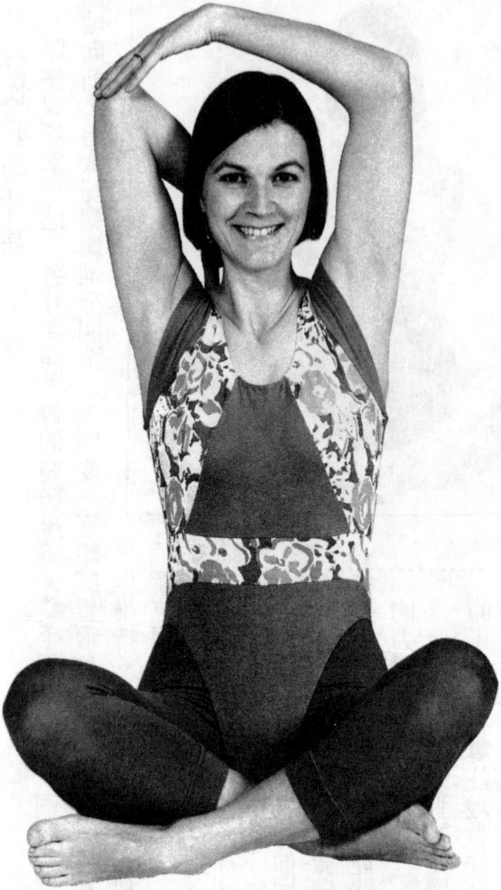

三頭肌的伸展

雙膝交叉盤坐，腹部肌肉向內縮，同時背部保持正直。伸展右手臂，使之越過頭部，貼緊耳朵。彎曲手肘，將右手朝下。讓左手越過頭部，捉住右手肘，輕輕地向左邊拉。可以感覺到右手肘的上臂背後肌肉的伸展。維持這姿勢數秒鐘，然後換邊進行這伸展運動。

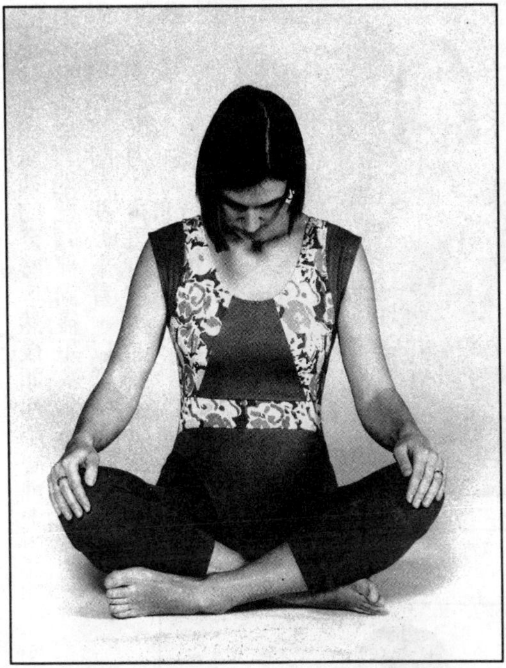

頭部與頸部的運動

①雙膝彎曲，腳踝交叉呈盤坐姿。雙手放鬆，置於膝蓋或大腿上，也可以置於身體二側。頭部慢慢地前點至胸前，直到感覺到頸部後方有一股拉力。

注意事項

●這些運動應緩慢地做。
●在能力所及的範圍內，做這些運動。不要勉強地旋轉頭部，尤其是在向後的時候。
●肩膀不要向上聳，要儘量地放鬆。

②恢復原來的姿勢，然後頭部小心地上抬。不要用力地把頭部向後甩，也不要盯著頭部正上方的天花板來看，以避免脊椎承受不必要的壓力。再重複數次，以平順為此運動的要領。

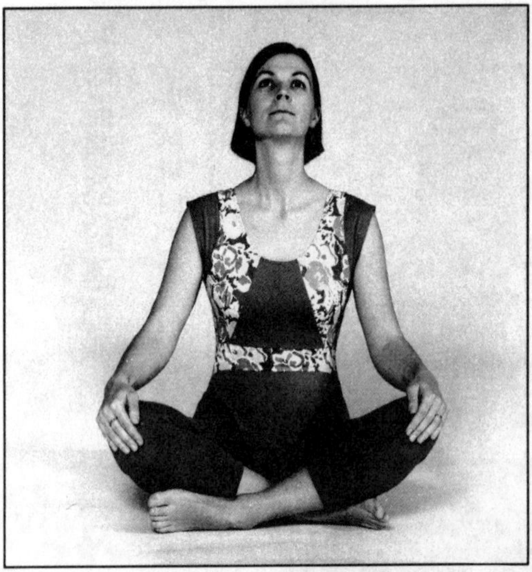

③肩膀不要動，頭部儘可能向左轉。

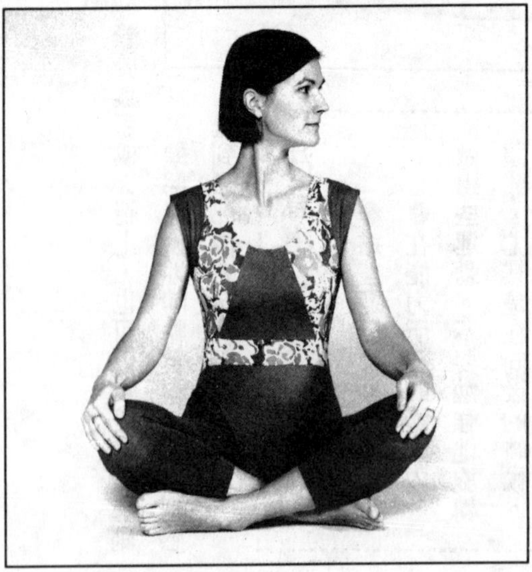

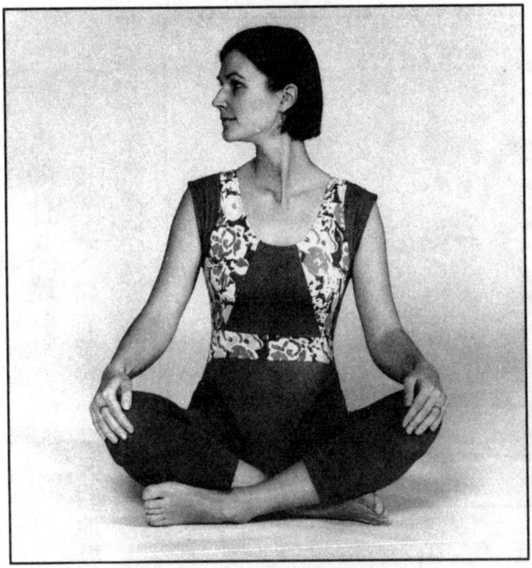

④肩膀不要動，頭部儘可能向右轉。以平順而溫和的節奏重複數次。

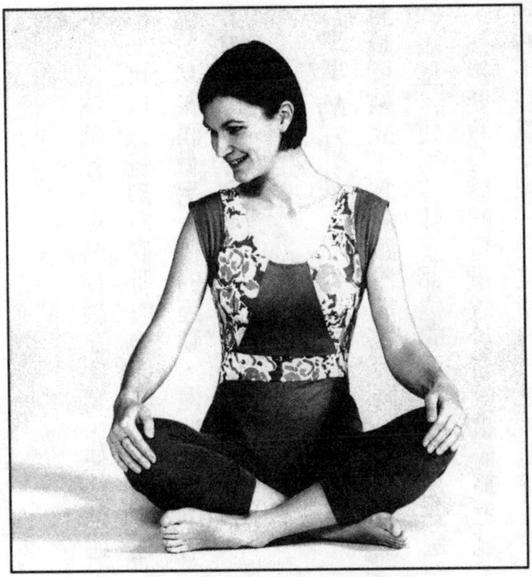

⑤接著，向左邊注視，同時輕輕地轉頭向下，朝向胸部，呈半圓形的姿勢，再看右邊。接著，再回到左邊，從每一邊開始，各做運動數次。

側邊的伸展運動

仍然保持坐姿，將右手置於身旁的地板上。右手掌向前傾，同時伸展左手臂，使之越過頭部。手掌微微地置於頭部前方，以避免拱起背部。可以感覺到左側肌肉的伸展。這動作維持數秒鐘，然後再做另一側的運動，慢慢地恢復站姿，如第四十二頁所述。

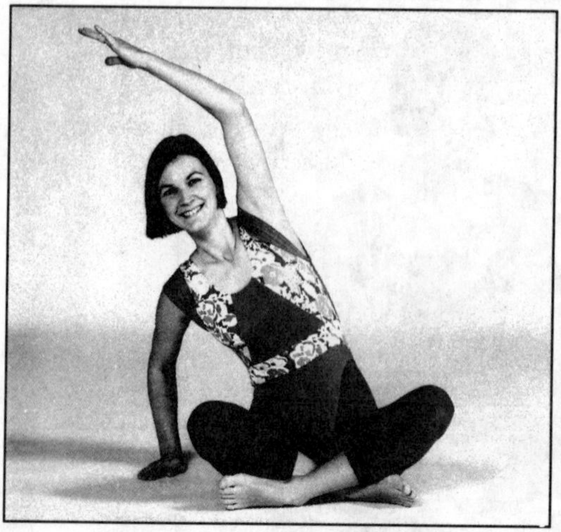

腓腸肌的伸展

面對牆壁站立，當腳跟置於地板時，將腳尖湊近面前的牆壁。要維持膝蓋部位的正直，但是要避免僵直，然後要將身體的重量置於右腳上，靠近牆壁，直到右小腿感受到一股拉開的力量。維持這姿勢數秒鐘，然後再換左腳重複這些動作。

離開牆壁站立，雙腳分開與髖部同寬，膝蓋保持柔軟，腹部收縮，做緩和運動。

緩和運動

手臂的環繞運動

目標：緩慢而有韻律地恢復原先沒有做運動的姿態。雙腳分開直立，與髖部同寬，保持膝蓋的柔軟，骨盆向內縮，肩膀向後傾。將雙手貼近耳旁，高舉過頭部，在頭上繞成一個圈。當妳放下手，置於大腿前時，彎曲膝蓋；再把手高舉於頭上時，又伸直雙膝。在雙手到達最上方時，做一深呼吸。有韻律地重複這動作四～六次。

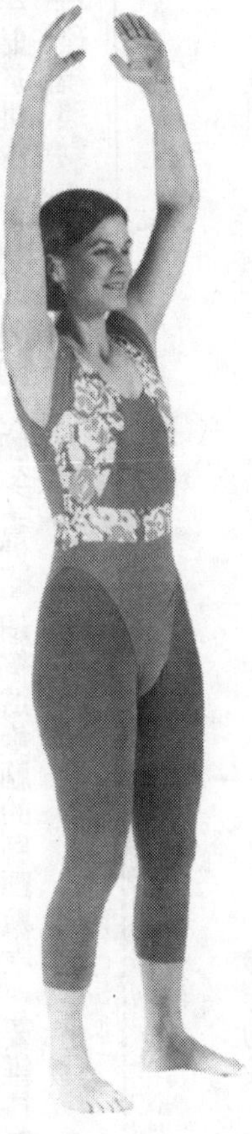

腿部的環繞運動

一隻腳平貼於地板上，另一隻腳的腳尖著地，環繞這隻腳的腳踝數次，要維持腳尖貼於地板上，進行環繞運動。重複另一方向，然後再換腳進行。

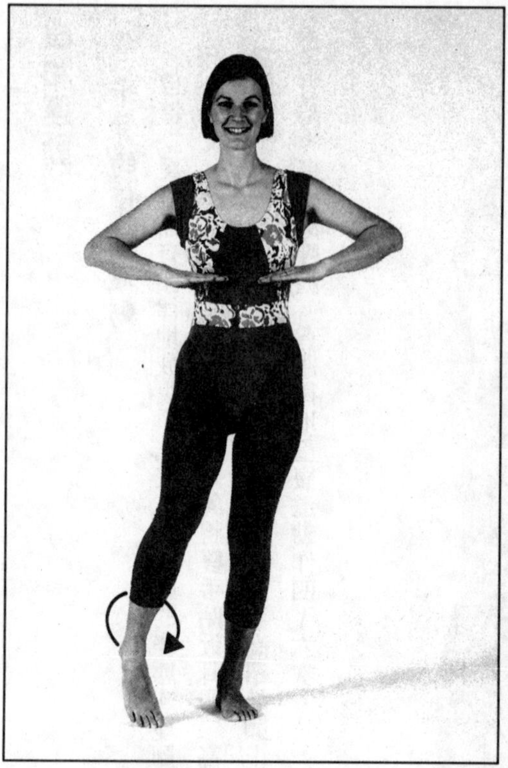

注意事項

●運動後，逐漸地使身體恢復原先尚未運動時的狀態，而不是突然停止。這一點是非常重要的。大量的血液會流經妳剛運動過的肌肉，因此突然停止運動，會令妳產生昏眩感。

骨盆肌肉的傾斜與環繞運動

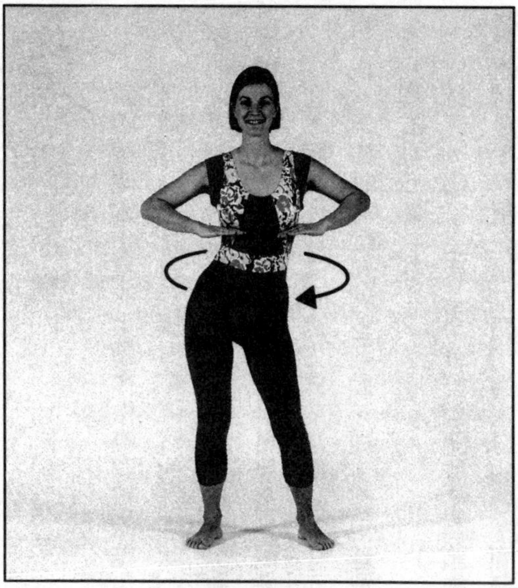

保持站姿，傾斜骨盆並旋轉之，參見九十三頁。

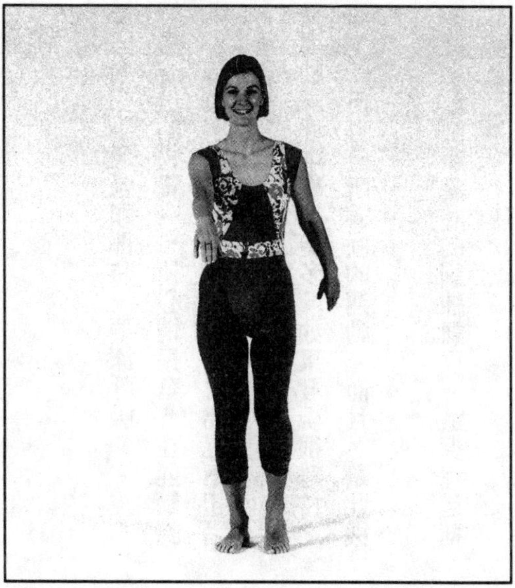

在原地打拍子踏步，要換腳的時候，始終維持一隻腳的腳尖貼住地面。

在運動課程之後

以數個環繞手臂的大動作做為課程的結束，每一次在手通過頭部時，要深呼吸。

運動可以使身體釋放出來天然的內啡呔（含解痛成份的物質），使心情振奮。在運動課程結束以後，應該會感到心情舒暢、輕鬆，並充滿了活力。如果在運動後，終日都提不起勁來做其他的事，即表示運動程級可能是太困難了，所以需要針對課程再做調適。

在了解身體與其運動方式的功能以後，可以從運動課程中學得更多。如果發現很難持之以恆，不妨試著從事其他運動，如：羽毛球或游泳，任何自已所喜歡的運動。而且，藉此機會可與其他母親交往。

最近，國家生產基金會已經開設了為訓練產後運動教師所設計的訓練課程。這課程包括分組討論，互相切磋有關初為人母的各種問題，而深受歡迎。

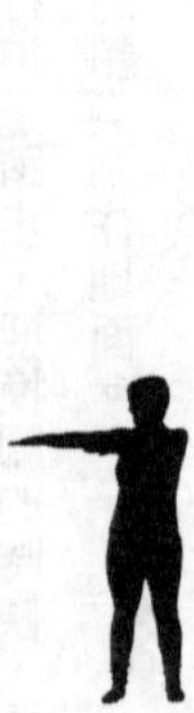

第三章 為人母後的角色改變

在孩子哇哇墜地以前，很難想像得到把孩子抱在懷中的身為人母的感覺。妳會感受到一種前所未有的母子（女）之間血濃於水的強烈情感，產生親吻他、擁抱他並保護他的衝動。但是，在妳看他一眼，確定他平安無事以後，也不要驚訝於妳已經筋疲力盡得需要有人來代為看顧孩子，好讓妳從產後的疲勞中恢復過來。同時，妳會對身為人母要負的責任感到承受不了，也會對自己缺乏預期中的強烈母愛而感到失望。

一位著名的兒童醫學博士認為，每一間產房中應該貼著以下的標語：「妳不需要一眼就愛上妳的嬰兒，妳需要時間來愛他。」如果妳沒有立即感受到自己的「母性」，不要覺得不安——假以時日，母性就會發揚光大。

至今，嬰兒天生的歸屬感問題已被廣為討論。不過，為人母者可能會因為環境因素而無法與嬰兒立即共處，如：嬰兒需要安置在加護育嬰箱中，或為人母者經歷過全身痲醉，而無法立即看護嬰兒。如果嬰兒的ＡＰＧＡＲ數據較低（這是在嬰兒出生以後，觀察其全身狀況所給予的數據。該數據顯示嬰兒是否需要特殊的照料），妳會因而無注立即親自照顧他。因此，妳會感到失望與擔憂。

但是，切勿因而被擊倒——這並不表示妳與嬰兒所建立的歸屬感會有所改變。當妳有機會照顧嬰兒時，你們會有很多的機會可以互相了解。到時候，妳可以逗他，張開他那緊握的小手和腳，注視著他，確定他的存在。在妳注視著他，對他說話的時候，他會緊捉著妳的手指，而妳也會好奇於你們之間的情況。

最初幾天，妳會很情緒化，因為在懷孕期間，荷爾蒙的分泌大量增加，血液中的黃體素也隨著增加，而使妳變得情感豐富，顯得較為情緒化。這時，荷爾蒙的突然流失，也會使妳變得情緒化。另一方面，生產後的生理負荷不再，晉升為人母後所帶來的壓力也是因素之一。如果了解這一點，就不會對這情況覺得難以捉摸了。

由於妳的情感非常情緒化，最好是控制自己的情感，免於受外界干擾。在這期間，妳的表現會與平日判若兩人，前一分鐘，很可能會歇斯底理地與他人大笑不已，而在下一分鐘，很可能會因為一些芝麻小事而哭。妳會發現自己反應過度，情緒的波動很大。一旦別人批評妳尚未克盡母職，或是妳的先生與妳約會遲到，都會令妳無法承受。

這種情感上的巨大起伏，通常在生產後只維持數天，這情況稱之為「嬰兒憂慮」。

不幸的是，有少數婦女所患的「嬰兒憂慮」不只是持續二、三天，而需要到醫院接受產後疾病治療，這種疾病被稱為「產後憂鬱症」。

大約十位婦女中，就會有一人在生產後數個月內，經歷一段不嚴重，但是情感的波動非常大的時期。在某些情況下，會在產後數週才開始，最令妳感到震驚的是，在這需要感到快樂與充滿成就感的時刻，自己竟然對周遭的事物，包括配偶與嬰兒在內，全然不感與趣。妳會覺得自己住在象牙塔中，與外界全然脫軌。

重要的是，妳要了解並設法解決這情況，而不是坐以待斃。一旦持續數日覺得絕望和缺乏價值感，即是情緒低落的徵兆。情緒低落時，妳會覺得充滿罪惡感、失敗，並失去「性」趣，缺乏食慾，無心於交際。在最初的幾天，很可能會失眠，如果這情況持續數日，妳和配偶警覺到這一點，轉而尋求協助。

坦誠地和醫生與專業指導討論自己的感受，才能儘快地從產後的情緒低落中恢復過來。最糟糕的情況是，大多數婦女會認為這是自己的不是，而掙扎著想要使情況變得更好。

也許，醫生會給妳服用一些藥劑，但是這藥劑有別於鎮定劑，會產生一些副作用。在服用以前，就必須知道這一點。妳應該告訴醫生自己是否要哺乳，如果決定要哺乳，他才可以開一些不會傷害嬰兒的藥物給妳。不論妳吃些甚麼，其中的成份都會分泌在母乳中。

同時，要了解到自己也可以做一些事，以早日康復。請參閱二一七頁有關處理危機的建議，和別人討論，並實現一些較容易完成的目標，期望不要過高，都是處理情緒低落的好方法，有助於協助妳度過這一關。

要實際地了解需耗時多久，才能從產後憂鬱中恢復過來，切勿對自己要求太苛。要多做一些令自己覺得賞心悅目的事，避免去做一些擾亂心情的事。每一天每一次只做一些小事，要從容地運動，放鬆心情，擁有足夠的時間用餐，那麼就不會覺得狼狽不堪。不妨把自己當作是感冒或折斷了腿一般，經過一些時日就能夠恢復，要了解到自己也有所需要，不要因為沒有做一些家務事而充滿了罪惡感。畢竟，這是恢復健康重要的一環。

最初幾天

如果妳是在家中順產，妳會感到心滿意足，因為那是妳所熟悉的環境，可以由妳本身來決定如何照顧嬰兒，這一切會比在醫院中方便多了。反之，如果在家中的生產過程並不順利，產後妳可能會產生受挫的情緒。這時，妳可以允許自己擁有自己的感受，不論這些感受是正面或負面的情緒，因為任何事情都未必能盡如人意，因此要面對現實。

一旦覺得自己的身體狀況較好時，便會想要打理家中的一切事務。但是，如果一下子處理太多的事務，會感到過度疲勞。在最初的幾天內，要避免處理過多的瑣事，而要儘可能尋求他人的協助，以便自己有足夠的時間去了解嬰兒。

如果嬰兒是在醫院出生的，妳會在生產後的幾天內覺得五味雜陳。也許，妳會感到喜悅，樂於與他人分享這嶄新的經驗，並從他人的經驗中學習。妳會因為曾有生產經驗的婦女給予妳意見，建議妳如何照顧新生兒，而感到踏實。不過，妳也可能會因為孤單而想家，因為缺乏隱私或意見相左的建議，而感到備受挫折。妳會試著調適自己來適應嬰兒，在大家七嘴八舌的建議之下，感到自己的失敗——因為別人看來都比妳更了解嬰兒，並且信心十足。如果覺得不愉快，應該要把這種感受告訴他人。即使本來打算在醫院中住一陣子，但若認為回家是解決之道，那麼不妨改變心意，回到家裡去吧！

最初幾天，妳可能會因為感到有些困惑、失望或沮喪而悶悶不樂。如果在生產期間，經歷了某一些重大的遭遇，妳應該把自己的感受告訴善於傾聽妳說話的人，因為妳需要傾訴的管道，以便從經驗中再站起來。在他人的聆聽下，有助於妳重拾信心。如果裝作若無其事，無助於妳再度出發。

生產過程中，可能會有一些無法彌補的事物，而妳也無法了解事情是如何發生的。與配偶或助產士討論在生產過程中，令妳感到困惑的事務，對妳會有所助益。任何人都可以和妳分享生產經驗，但是重要的是，要幫助妳了解整個生產過程。產前的指導老師擁有較多聆聽婦女討論其生產過程的經驗，因此妳可以和她們討論這方面的經驗。

許多婦女在經歷過難產，或無法決定自己的生命去留之際，迫切地需要向他人傾吐。如果沒有機會說出心中的感受，或是沒有意識到討論的重要性，那麼在最初的幾個月內，會備受煎熬，而試著在腦海中去回憶這一切，或是沒法忘掉這些經驗。數年來，我遇過不少具有類似情況的女性，在生產後數年內，仍試著回憶第一次生產時的經驗。當時的經驗仍會影響她們的情緒，尤其是她們再度懷孕的時候。

配偶與妳共享生產的經驗，也能從中獲益不少。寫下自己的生產經歷，有助於了解事情經過，並紓解情緒。如果要了解生產過程中的任何細節，可以寫信詢問醫院的負責人或為妳接生的助產士之指導者。社區健康委員會能夠提供這方面的協助，如果要投訴某些事情，這會是很好的管道。對妳而言，這是很重要的，因為在妳再度懷孕時，便可以了解到何以在生產時，會發生這些事情。假如覺得自己的經驗和所受到的照顧令妳感到滿意，可以寫一封信向助產士致謝。對於助產士而言，產婦因為她們的協助，而獲得美好的生產經驗，在事後向她們致以謝意，是最好的回饋。

抒發自己的感受，不論是歡欣或沮喪的情緒，是處理生活中的危機不可或缺的一環。這對於日後晉升為母職的角色而言，助益極大。

新的家庭

對任何一個家庭而言，新生命的誕生是最快樂的時刻，夫妻倆可以一同學習照顧新生兒，分享新生命所帶來的歡樂與喜悅。不過，最初小倆口也很可能會手忙腳亂，被新生兒弄得人仰馬翻。在家裡，可以依照自己的意思來照顧嬰兒，會比在醫院中自由。但是，有時候妳會不了解嬰兒為何在哭泣，而覺得手足無措。不過，只要放鬆心情，相信自己有足夠的能力，很快地妳就會了解嬰兒，知道其需要。

大多數初為人母的母親，最不善於處理的就是，來自周遭出於善意的人所給予的不同的意見。人們總是把他們本身的意見當成是唯一而「正確」的處理方式，但是事實卻不見得是如此。我們都是個體，而適用於我們的嬰兒的方式，卻不見得適用於另一家庭。

因此，試著聆聽他人的意見，從中學習有益的經驗，同時禮貌地拒絕，在本能上認為不適用於自已的意見。

初為人母的女性在調適家居生活方面的困難，應該是源自於與家中成員的互動關係。

安妮奧克萊在其著作『家事社會家』中指出，家事很自然地落在女人身上，但是不被視為是「正職」，因為做家事是無薪，以私人的方式在家裡做的。然而，為他人做家事，卻能得到合理的報償。

一般人總是認為家庭主婦擁有絕對的自主性與自由，似乎以為家庭主婦擁有無限的時間，而且不必受主管人員的監督，因此有許多機會可以縱情於自己感到興趣的事物。但是，在實際生活中，家庭主婦卻並不認為自己有任何自主性，因為在處理零零碎碎的家務事以後，屬於自己的時間已經所剩無幾。

家庭主婦經常會在一天即將結束時，感到精疲力盡，但是又覺得自己只做了一丁點事，而所完成的事明天依然重複要做，甚至連週末也不例外。因此，很容易造成情緒上的壓力。

由於一般人認為母親是天生的角色，所以一旦無法扮演好這角色，就會感到很可恥。但是，假如了解到母職就像其他工作一樣，也需要學習某些技巧，同時要一再地嘗試錯誤，才可以扮演好這角色。那麼，對於本身自尊的價值與自我判斷就會提高，而無視於社會價值所給予的評價。

一般人都低估了作為母親需要十八般武藝樣樣皆精的本事，因此往往忽視其繁雜性，低估其價值，而家庭主婦也因而備覺自尊受打擊，降低自信。

現代的父親較肯陪較大的小孩嬉戲，幫忙照顧嬰兒與分擔家事，雖然這種情況並不普遍，卻是可喜的現象。但是，與全天候的女性上班族比起來，她仍然是照顧孩子與打理家務的主要工作者。最近，根據一份題為「家庭中，性別角色的改變」的報告指出，照顧孩童的責任（尤其是二歲以下的小孩）約需時七小時以上，這些工作大多是由母親來做。有趣的是，父親所分擔的工作主要是些較輕鬆，對孩童而言較無關緊要的事，如：散步與玩耍等。

換言之，父親並沒有為孩子做一些日常瑣事，卻只因為帶著孩子出門，花時間陪他們玩耍，所以看來似乎做了很多事。

這會使夫妻間產生對立感，妻子會痛恨丈夫能免於承受家庭壓力，並且還有如單身時一樣，可以和同年的成年人交往。丈夫則可能厭惡於他是家中唯一賺錢的人，而照顧嬰兒的工作，又使他無法睡個好覺。他也會嫉妒妻子與嬰兒之間的親密關係，羨慕她有很多時間可以和嬰兒在一起，而不了解妻子終日照料嬰兒所耗費的心力。

在某些家庭中，夫妻雙方已經對換傳統的角色，而由父親留在家中照料嬰兒，母親則挑起一家之計。

實際上，要挪出時間來處理瑣事，扮演好母親的角色，又要打理好家事，是很困難的。和配偶討論彼此的感受，愈形重要。如果覺得彼此間的責任分擔不一致，彼此便會愈來愈怯於討論，因為唯恐傷害彼此間的情感。當你們都覺得需要對方的關懷與愛的時候，很可能會因為疲倦而覺得心有餘而力不足。

增進夫妻間的情感

花一些時間與丈夫獨處，有助於促進彼此間的感情。在孩子還小的時候，請人代為照顧孩子約一個小時，也是很好的。如果沒有親人可托，不妨和同性朋友互相輪流照顧對方的孩子，各自與丈夫單獨相處。剛開始時，妳可能會捨不下嬰兒，但是必須要了解到，妳和配偶還要生活在一起一輩子，這與你們是否扮演好父母親的角色全然無關。

在照顧嬰兒之際，也必須要培養夫妻間的情感。對許多夫妻而言，初為人母的最初幾個月裡，壓力極大，因此這也是充滿爭執性的時期，夫妻雙方都希望從對方身上得到更多的時間。要經過一段時日以後，你們才會知道要有所調適，而這也是解決許多問題的第一步。彼此坦誠地討論自己的感受，找出解決的方法，而不是裝作若無其事，心中卻彼此憎恨，是很重要的。許多夫妻發現，懷孕與為人父母會強化夫妻間的關係。為人父母會使彼此產生溫柔的情感，發現夫妻間前所未有的親密感。

在許多難以處理的問題中，缺乏睡眠似乎是微不足道的事，但是睡眠不足常會使氣氛不佳，並導致夫妻間缺乏溝通，也會影響到性生活。以往容易得到的愉悅，如今會因為嬰兒的哭聲而中斷。有時候，你們中的一人會因為過度疲倦，而「性」趣缺缺。

假如偶爾不想要性交，還可以其他方式來表現愛情，就能避免使性生活不協調成為主要的難題。懷孕期間，妳可能沒有想到避孕的問題，但是在生產以後，如果不想要立即懷孕，就必須要採取避孕措施。在產後的一、二個月內，仍有再度懷孕的可能。雖然哺乳是降低受孕率的方法，但是卻不是可以全然達到避孕目的的方式。

生產後，可以在認為可以的時候，便開始繼續性生活。也許，妳尚未考慮要採取何種避孕方式，實際上，在嬰兒出生以後，生活會忙碌萬分，因此最理想的方式是在生產以前，就先考慮好避孕的方式。在嬰兒出生以前所採取的避孕方式，產後可能需要作一調整。

較大的孩子

對於較大的孩童而言，家庭中新生兒的誕生是最令他們興奮的時刻。通常，小孩子對於嬰兒有很大的好奇心。當嬰兒逐漸成長，而開始認知，並對環境產生反應的時候，他在看到比他年長的哥哥或姐姐時，會發出格格的笑聲。雖然較大的孩童偶爾會因為嬰兒無法加入他的遊戲而感到氣餒，但是在嬰兒還小的時候，他卻會幫忙照料嬰兒，讓嬰兒坐在一旁看他玩耍。不過，他始終並不了解何以發出格格笑聲的嬰兒無法做到一些他能做的事。

家中有二個小孩時，母親很可能會因為孩子的需求而應接不暇，產生筋疲力竭之感。

較大的孩童要經過一段時間，才能適應家中的新成員。有的孩子調適得很快，有的孩子則否。要留意孩子在飲食、睡眠方式與日常行為方面是否有所改變，如果有所改變，正顯示了他們難以調適。稍大的孩童比起幼小的孩童而言，較不依賴妳，只要妳多關心他們，他們便會說出自己的感受。因此，一旦有任何問題，會較容易處理。通常，在新生兒出生時，較大的孩童是在五歲以下。

就調適能力而言，五歲以下的孩童調適能力較不足，表現在外的便是變得很依賴母親。這是很平常的，因為新生兒的出生，使他的生活產生了重大的改變，生活不再安全、舒適而有規律。假如妳是在醫院生產，那麼他也需要適應妳不在家的幾天。

也許，在妳懷孕期間，他就已經感覺到妳有些不同，因為妳的肚子愈來愈大，較容易疲倦。而且，也不像平常一樣，能陪他踢球，趴在地上和他玩耍。嬰兒出生以後，妳會因為埋在奶瓶和尿布堆中，而很難抽空與較大的孩童玩耍。

不論花了多少時間來為較大孩童作心理上的調適，剛開始時，他始終還是無法適應這奇特的經驗，而以不同的方式，表現情緒上的不滿。

較大的孩童在半夜裡，又開始醒來，或是像嬰兒時期一樣，需要用尿片。他很可能對妳或嬰兒富有攻擊性，變得較容易哭泣或較頑皮，故意做一些大人不允許他做的事，對玩具的佔有慾變得較強，或是在幼稚園裡，成為一個令人頭痛的頭號人物。在妳感到疲憊的時候，脾氣會較為暴躁，而妳的孩子正在做一些以前從未有過的創舉，例如：在牆上塗鴉，以引起注意。他會覺得吸引妳的注意，甚至是受到責罵或挨打，都會比不受注意來得好，因為現在妳太專注於嬰兒，而忽略了他。

夜半時分，在妳餵好嬰兒，準備就寢時，如果發現較大的孩童在這時尿床，妳大多會覺得無名怒火起。但是，不要對他過份嚴厲，因為這也是必經的過程。

孩童異於平常的行為，是因為缺乏安全感所引起的。現階段，他正試著調適自己，慢慢地適應不再成為別人的注意焦點。試想想，如果妳的配偶突然在某一天帶著一個女人回家，然後對妳說：「我仍然像以前一樣地愛著妳，但是，我也愛她。從今天起，她就要和我們住在一起。」這時，妳會有何感受呢？只要試想一想這種情況，就可以多體諒孩子了。

不論妳是多麼地忙碌，也要抽空與孩子相處，傾聽他的談話。如果孩子畫好了圖畫，拿來給妳看時，不只是要對他說「這是一幅好圖」，還可以和孩子討論其中的色彩與形狀。如果孩子興高采烈地和妳說話，妳應該注視著他，隨著他的想像力而馳騁。

當妳要停止和他遊戲或準備用餐以前，事先向他說明，就不會令他產生受騙感，否則他會因為遊戲突然終止而產生上當感。

要常鼓勵孩子，不要以憤怒的口氣來對他說話。要充滿耐性，尤其是在孩子富有攻擊性時，表現出自己的天份來對孩子說話。但是，忙了一整天，恐怕也很難想出具有建設性的想法。不過，只要肯動腦筋，一切就能迎刃而解。

在做好工作以後，可以陪孩子玩遊戲，如：整理東西。妳可以對他說：「在我們去洗澡以前，我們來看看誰能夠收集到較多的玩具，放到你的玩具箱裡。」或是妳可以讓他做二選一的自由選擇，而這二項項目中，都包括了妳要他做的事。這很可能有助於鼓勵他與妳合作，同時對你們倆而言，也非常有趣。舉例而言，妳可以對他說：「洗澡時間到了，今天是你要追我到浴室，或是我來追你呢？」這可以讓你們同時到浴室去，並且可以戲耍一番。

在坐下來餵嬰兒以前，把較大孩童所需要的東西，如飲料、書本、玩具等都放在身邊，就不需要再花時間去尋找，而不能安坐於位子上了。選擇一個可以讓你們三個人都坐下來的時間，就可以完全放鬆自己，翹起二郎腿。餵嬰兒吃東西的時間，可以為較大的孩童解謎語或講故事，成為他的特別時間。這時，嬰兒並不會注意到妳沒有把所有的注意力放在她身上。較大的孩童只要看到餵食的時間是屬於他的特別時刻，就會減少對嬰兒的怨懟。另外，還有很多時間可以單獨餵嬰兒，深入去了解她，而沒有較大幼兒的需索。

要儘量維持生活原來的模式，使作息時間沒有太大的改變。在這方面沒有太大的壓力，生活會過得較愉快。舉例而言，大多數的嬰兒會在喝了奶後，獨自玩耍，大約一個小時半以後，再接受哺乳。

妳可以在同時為較大孩童和嬰兒洗澡，要為他們洗澡以前，先把一切都準備好。首先，讓較大的幼兒進入洗澡水中，在浴盆裡玩，然後快手快腳地幫嬰兒洗澡、穿衣服、餵乳。這時，可能嬰兒會睡著了，或是坐著看妳為年長的哥哥或姐姐洗澡。如果配偶為妳抱嬰兒，那麼妳可以朗讀書籍給幼兒聽，讓幼兒擁有屬於自己的時間。

母親常會因為忙家務事而分身乏術，但是也有必要知道孩子成長的速度很快，在妳的家事還沒忙完以前，孩子就已經要上學了。

要獨自完成所有的家事，而又有閑暇陪伴孩子，是不可能的。不要把自己當成女超人，要先照料好孩子，然後再處理事情。但是，在照料嬰兒的同時，也不要忘記自己的需要。

依照日常的生活模式，列出事情的先後順序。如果妳非要家中窗明几淨不可，可以請人來家中打掃。如若不然，則可與配偶溝通，讓他負責做一些家事，或是陪孩子外出，或是抽空與妳獨處。列出基本要做的事是較好的，這總好過把整天的時間投注其中，到了晚上才覺得充滿罪惡感，覺得筋疲力竭來得好。有時候，妳做家事，則由配偶陪孩子們玩。

不妨列出一張表來，和配偶商量哪一些工作由誰來做以及何時去做。這些事情包括照顧孩子，如：餵食、洗澡、換尿片、家庭中的瑣事，以及夫妻倆獨處的時間，還有陪較大孩童的時間等等。同時，一起討論由誰固定做哪一些事，以及哪一些事情應該一起處理。

有時候不妨請朋友代為照顧孩子，帶他們外出，好好地休息一下。偶爾把嬰兒交由別人照顧，讓妳和較大的孩童外出，也是很好的。對較大的孩童而言，擁有屬於自己的時間，有益而無害。如果他並不喜歡上幼稚園，應該等他的情緒平靜以後，再送他到幼稚園去。

如果要說出作為一位母親，覺得較享受的事，恐怕並不容易辦到。尤其是在覺得很疲倦，而自己與孩子所得到的好處，似乎並不大於沒有把事情處理好的時候。

作為母親所需要達到的需求

對於大多數的母親而言，作為母親是充滿了報償的——看著嬰兒逐日成長，同時滿足其需求。不過，身為母親所面對的壓力也很大。

一旦所做的事超過了能掌握的能力之外，就會產生壓力。各種不同的因素會影響在特定環境內所需要的能力——這些因素包括個人的個性、經歷與教養，而這都會影響到妳回應這些狀況的能力。不同的人處於相同的狀況下，卻會產生不同的感覺，例如：有的人在面對最後的期限時，會交出好成績來。但是，對某些人而言，卻只是造成慌亂。

壓力會影響到身體、心理與情感，其症狀包括：

- 感到無助。
- 感到恐慌。
- 感到不安全而無法適應。
- 感到憤怒與充滿挫折感。
- 感到焦慮。
- 感到恐懼與擔憂。
- 感到無聊而冷漠。
- 缺乏集中力。
- 對周遭所發生的事感到麻木。
- 健忘。
- 脾氣暴躁。

- 無法思考。
- 經常發生小意外與錯誤。
- 手心發汗。
- 嘴唇乾燥。
- 略微感到喘不過氣來。
- 肌肉緊張與頭痛。
- 心跳激烈。
- 胃部絞痛。
- 睡眠模式的改變。
- 手腳冰冷。
- 坐立不安。
- 咬緊牙關。

根據研究報告指出，能夠承受壓力的人其主要特質是：視生活中的改變為一種挑戰，而不是一種威脅。同時，相信自己能掌握某種特殊狀況。較能夠面對現實，而不是憑空想像能克服困難，以積極的態度去面對惡劣的情況，而不是往壞處去想。能夠承受壓力的人能為自己負責，並且在失望的時候能夠自我調適。

其他的因素也會影響適應環境的能力。如果對該環境有深入的了解，就可以估計所需要花費的時間、精力和技巧。已經掌握全盤的狀況，就能夠作一決定。在面對新環境時，掌握最新的資訊是重要的。

如果一次只能夠做一件事，那麼在某些時候就必須拒絕某些事。試著說「不」，而不要感到內疚，這一點很重要。承認自己無法做某些事，並不表示自己軟弱或失敗，而是表示自己很誠實地接受現實，知道自己的能力所在。有時候，可以向他人尋求協助。要求別人的幫助，表示自己值得受到他人的支持。同時，也可以讓別人認知到，向妳請求幫助是很正常的。大多數人的壓力，是源自於對自己的期望太多，對於自己的目標有不切實際的夢想。

心理與生理上的健康極為重要。如果覺得自己不是很健康，就必須放慢腳步，有待恢復。要嘗試克服生理與心理上的疲憊，找出可能造成慢性疲乏的因素。

有時候，要認清某些因素並非自己所能掌握，而只專注於可以改變的事實，這是很重要的。有一篇時代久遠的祈禱文對妳會有所幫助，其內容如下：

「上帝賜予我力量，去改變我所能改變的事，給予我勇氣去接受事實。同時，賜予我智慧，去了解二者之間的差異。」

處理壓力的基本方法

妳很可能會認為無法改變自己的方式，但是遵循以下處理壓力的方式，至少可以改變回應壓力的方式。

第一個方法是認知。找出導致壓力的原因，知道如何回應別人的要求，辨識出負擔過重的徵兆。

第二個方法是平衡。很小的刺激與挑戰和較大的刺激與挑戰一樣，也會造成壓力。只要要求自己有足夠的動機作為驅動力，不要給自己太大的壓力。假如可以察覺造成壓力的原因，同時達成刺激與壓力之間的平衡，就可以控制這壓力。

第三個方法是控制。認知到引起壓力的原因，選擇在何時與如何接受這些要求，同時選擇回應這些不同要求的方式，而使妳更容易控制與掌握壓力。

認知：處理壓力的第一步，是找出其原因。要儘可能地找出詳細的原因，而不只是說

「這房子造成我的壓力」，要試著找出這房子的甚麼地方讓妳感到有壓力。妳是不是因為沒有嬰兒房而感到擔心？或是為了要付房子的貸款而擔憂？或是嬰兒的房間濕度太高，令妳擔心嬰兒的健康受到影響？

找出造成壓力的真正原因以後，應正視這壓力，與配偶共同解決這問題。妳認為是壓力的問題，妳的配偶未必會認為是壓力。但是，你們要同時認知到，其中一人所憂慮的事，是實際需要處理的，不要將之視為瑣事，而不放在心上。吸取外界的資訊，從中學習處理這問題的方法，或是從不同的角度來看待這件事，就能豁然開朗。

當身體感受到某種威脅或危險時，生理上會產生防禦反應，而為身體做好準備。這被稱為「打或逃反應」，這是在危險的狀況下，確保生存的重要方式。由身體所分泌的荷爾蒙，可以促進心跳與呼吸的增加，以使肌肉獲得更多的氧氣。流汗可以加速身體溫度的下降，血液已經送達肌肉，準備好作出快速的回應，以便打擊或從危險中逃跑；而肝臟則釋放出糖、蛋白質與脂肪酸，使之進入血液中，以提供肌肉足夠的能源。

在我們的生理需要打或逃的狀況下，身體會使用掉所有準備好的能量，並使身體很快地恢復正常。對大多數的人而言，通常任何危險或威脅都是想像的，而不是實際的。持續的擔憂與壓力將會產生類似的反應。問題是在於這可能是長期的狀況，而身體無法釋放額外的能量，結果身體才難以恢復正常狀況。如果每一天的生活置基於消耗大量能量，處於隨時會爆發的狀況下，對身體真是既無幫助，又不健康。重要的是，要學會如何進入狀況，放鬆自己，使自己恢復正常狀況。

平衡：找出壓力的最大極限，即自己的休閒時間是否與必要的工作量相平衡。必要的工作量即雖然是很無聊的工作，但卻是必須要做的事。抽空做一些自己愛做的事，可以從中獲得精神莫大的喜悅，就能應付每一天枯燥的工作。

寫下一天內的工作表，以每三十分鐘作為一個階段。例如：

早上五：〇〇……餵嬰兒
早上五：三〇……回去睡覺
早上六：〇〇…………………
早上六：三〇……幼兒起床
早上七：〇〇……為幼兒弄早餐，然後洗衣服
早上七：三〇……洗碗碟，餵嬰兒

早上八：〇〇……………

早上八：三〇……………

早上九：〇〇……………

列好表以後，找出自己所喜歡做的事有哪一些，以及認為無聊的事有哪一些。然後，再看看這二種活動是否平衡。在一整天的時間裡，妳是否擁有完全屬於自己的時間，不必把精力和時間耗費在他人身上。

認清造成生活中壓力的原因，可以藉此調整生活，使自己擁有更多時間，也可以作為與配偶討論的基礎。不過，即使已經列出明細表，恐怕妳的配偶還是很難了解妳在一天內所做的事。

妳的配偶也可以列出一張明細表，然後一起討論如何分擔這些工作，決定哪一些是基本的工作、重要的工作，或是可以請別人幫忙的工作。

控制：可以採取避免壓力或改變情況的方式，以面對壓力。負責任與弄清真相是處理壓力的方法。

要抽空運動，鬆弛自己，試著積極地參與活動，培養積極的態度，以便紓解壓力。在此，試舉例如下：

●討論清楚　與所信任的人分享心事，是很大的紓解方式；集體討論也是很好的。例如：國家生產基金會產後運動課程中的分組討論，每個人對問題都會有不同的看法。

●寫下來　這可以使妳更清楚地看待這些問題。

●予以分配　列出一張表，找出可取代的方式，以便在最適合的情況下去做。

●擺脫　做一些有益身心的運動，如：騎單車、游泳、散步，暫時不去想一些惱人的問題。

●延緩　暫時把憂心的事置之腦後，而在一天或一週中較晚的時刻來考慮。這時，才不會因為其他事物而分心。

●深呼吸　做一個深呼吸，在呼氣的時候，試著放鬆全身的肌肉，要盡其所能地去做。

●想像未來　想像在數個星期或幾年後，這問題對妳的重要性有多大。

●誇大　想像這情況最糟時的樣子，以及是否會發生。

●維持其平衡　往好的一面去想，不要只想到壞的一面。

●試著笑　微笑著想像這狀況有趣的一面。

休　息

當一個母親擁有一個嬰兒與較大的幼兒時，最缺乏的就是睡眠。小嬰兒需要餵食無數次，因此在最初的幾週，母親必須要起來好幾次。嬰兒絕不會神奇地整夜都睡得很好，而是在到了適當的年齡以後，自然而然地一覺到天亮。因此，要確信在最低限度以內，妳和配偶可以配合嬰兒這生命中的階段。如果妳晚上需要工作，別妄想只要在白天睡覺，就可以彌補不足的睡眠。

令人感到驚訝的是，有許多母親在晚上時不睡，而想要在白晝時，以正常的方式來帶嬰兒與較大的小孩。

也許，妳需要六個小時或七個小時的睡眠，但是如果每一個小時都被吵醒，就會覺得自己沒有睡到覺。嬰兒在晚上都需要餵乳的時候，妳必須要在白天時儘量休息。如果家中有較大的孩童，可以配合他的作息時間來休息。在他睡覺，或是看電視、聽收音機或音樂錄音帶時，妳可以睡覺。

疲倦是造成產後情緒低落與憂鬱的主要因素，有時候，這情況是可以避免的。不要趁嬰兒睡覺的時候做家事，應該在白天時睡覺，那麼在用過晚餐以後，就不會感到很疲累。有時候，妳可以在入夜時分較早入睡，而由妳的配偶把嬰兒帶到妳的身邊，餵他喝最後一次奶，安置好，使它入睡。妳可以在早上餵乳以前，睡上好幾個小時。

鬆弛

鬆弛的益處很大，對於減輕壓力的症狀，有正面而不可磨滅的影響。人們在感到鬆弛的時候，腦波、心跳速率與呼吸會減緩，使所有的壓力都消失。透過練習，能使妳有效地鬆弛下來。鬆弛是每個人都能夠嫻熟地掌控的技巧。要放鬆自己，不見得一定要躺在一個黑暗而安靜的房間裡——在嫻熟以後，就可以在任何情況下，將肌肉的緊張度降至最低限度。

剛開始學習這技巧時，應該在不被打擾或分心的時候進行。穿上舒適而足以禦寒的衣物，靠在椅背上，安穩地坐好，雙腳置於地板上。如果腳板搆不到地，可以把腳擱在電話簿或其他物體上，以便使大腿得以鬆弛。大腿向外，並按摩腳趾以消除壓力。雙手置於大腿上，手肘自然地置於二側，手指微微地分開，輕輕地彎曲。

假如椅子沒有頭部可以靠的地方，要注意肩膀是否平衡，不要太過傾向於一邊，或是下巴過於突出。使眼皮下垂，在感到舒適的時候，閉上眼睛。清晰地感覺到身體各部位，並感覺到椅子與地板所給予的支撐。在呼氣的同時，讓自己沉入這些支撐物中。不必試著再改變姿勢，只要清楚地感覺到自己的呼吸。緩慢地吸氣，使腹部與胸部上提；吐氣的時候，一邊放鬆腹部與胸部。要留意到，呼氣是鬆弛過程中的一部份，在呼氣時，把所有的壓力都吐出來。在每一次吐氣的時候，想一些可以使自己放鬆的方式，並沉入支撐物中。

呼氣時，會意識到下一個呼吸之間輕微的停頓，讓這停頓維持一下，再自然地呼吸。再次檢查身體的姿勢——放鬆肩膀，增加肩膀與雙耳之間的距離。同時，放鬆脖子，雙腳由臀部向外分開，使腹部變得柔軟，安靜地坐在椅子上，平和與平靜的感覺遍佈全身。假如身體的任何部位感到不舒服，可以輕輕地移動，並吐氣把這些部位的壓力紓解出來，然後再沉入椅子中。經過一段時間以後，伸展一下腳趾和手指。如果覺得有需要，還可以伸個懶腰或打呵欠，在準備好的時候，再睜開雙眼。剛開始的時候，不要使自己鬆弛得太久，尤其是在歷經短暫的忙碌以後，更是如此。較熟練鬆弛技巧以後，就能夠很快地進入鬆弛狀態，並且持續較長的時間。

實際上，鬆弛的方式有很多種，重要的是要找到適合自己的方式。假如無法使自己的精神放鬆，也不能鬆弛肌肉的緊張度，不妨嘗試一下以下的特殊技巧。

記錄壓力的感覺

緊縮身體任何一個部位的肌肉，儘可能使肌肉變硬，並將之記錄為最大限度壓力的感覺，然後放鬆這部份的壓力，感覺其中的不同。接著，在適當的時候，中等地收縮肌肉，將之記錄為溫和的壓力，再放鬆肌肉。最後，以最微量的壓力緊縮肌肉，感覺到這是何種感覺時，再放鬆力量。學習知道不同程度的肌肉壓力，有助於學會放鬆這些張力。

張力放鬆練習

以身體不同的肌肉群做各種運動。每一個肌肉群需要緊縮肌肉三次，利用最大量，其次是中等量，然後是最小量的壓力，在中間過程中，要完全放鬆。同時，仔細地回想每一次的感受。要確定在最後一次的時候，是全然地放鬆。

以下的大部份練習可以在坐著或躺著的時候進行。如果躺下來會產生拉力，可以將一個枕頭或捲起來的毛巾墊在大腿下，好讓膝蓋稍微彎曲。

臉部肌肉

嘴唇併攏，彷彿要發出「○」的聲音。感覺到嘴巴四周的力量，然後再放鬆（依序以最大、中等、最小的張力進行）。

瞇著妳明亮的眼睛，彷彿在陽光下看東西。然後，記錄一下眼睛附近壓力的感覺（記錄最大、中等與最小的張力）。

咬緊牙根，試著感覺在太陽穴附近與下巴的肌肉張力，然後再放鬆（以最大、中等、最小的張力進行）。

肩膀與胸部肌肉

手肘在身體二側使力夾緊，感覺肩膀與胸部肌肉的壓力，然後再放鬆（依序以最大、中等、最小的力量進行）。

雙肩同時向上聳起，靠近耳朵，然後感覺在肩膀上的張力，以及頸部二側肌肉的壓力，然後再放鬆（依序以最大、中等、最小的力量進行）。

上臂後側的肌肉

用手腕後側抵住大腿或地板，或者是椅子，感覺手臂上部的感受，然後放鬆（依序以最大、中等、最小的力量進行）。

上臂前側的肌肉

將手置於大腿後面，試著把手向上提，對抗身體的力量。記錄下上臂前側肌肉的張力，然後放鬆（依序以最大、中等、最小的力量進行）。

前臂後側的肌肉

維持手腕與大腿的接觸，或是和椅子扶手側的接觸，提起手離開表面，感覺前臂後側肌肉的張力，然後再放鬆（依序以最大、中等、最小的力量進行）。

前臂前側的肌肉

用力地用指尖向下壓大腿或椅子的扶手，手要做出蜘蛛網狀。感覺前臂的張力，然後再放鬆（依序以最大、中等、最小的力量進行）。

頸部肌肉

用力地以頭部後腦壓地板，要注意維持下巴的收縮。感覺頸部背後的壓力，然後再放鬆（依序以最大、中等、最小的力量進行）。

假如妳願意，也可以壓頭部後方，而不需接觸任何表面，感覺到壓力，然後再放鬆。在妳坐著，頭部沒有支撐物的時候，可以這麼做。

背部肌肉

拱起背部，使之離開地面或椅子，增加腰部與地板之間的距離，直到感覺到壓力，然後再放鬆（依序以最大、中等、最小的力量進行）。

腹部肌肉

腹部肌肉往內收縮，彷彿正在繫上太小的皮帶一樣。感覺到壓力，然後再放鬆（依序以最大、中等、最小的力量進行）。

大腿肌肉

用力地壓膝蓋部位的肌肉，使之抵住地板。感覺到大腿前側的張力，然後再放鬆（依序以最大、中等、最小的力量進行）。如果妳是坐著，要把腳往地上壓，然後試著划動腳，伸展在身前，並感受到那股壓力。

大腿併攏，感受到大腿內側的張力，然後放鬆，使兩腿分開（依序以最大、中等、最小的力量進行）。

小腿的肌肉

伸展腳踝的關節，同時以腳尖站立。感覺到小腿肌肉的張力（踮起腳尖站立時，要小心避免過於用力，否則妳很可能會因此而抽筋），然後再放鬆（以最大、中等、最小的張力進行）。

用力拉腳趾，使腳趾向上，反射腳踝的關節，感覺到小腿前側肌肉的張力，然後再放鬆（以最大、中等、最小的張力進行）。

運動之後

在妳做完了各個不同的肌肉群的運動以後，檢查一下呼吸是否平順而有韻律，以及身體是否感到輕鬆與舒適，在吐氣的同時，完全釋放所有緊張的壓力。平靜地坐著或躺著數分鐘，享受身體所創造出來的感覺，在大笑或伸展之前這麼做。

假如妳是躺下來使自己放鬆，在起身的時候，要確定自己很小心。首先側躺，然後慢慢地坐起，形成以雙腳跪著的姿態，將一隻腳置於身體前方，再成為半跪的姿態，將雙手置於半跪的大腿上。最後，把自己的身體推起，形成站立的姿勢。

視覺幻想的練習

這是有助於鬆弛的技巧。視覺幻想並沒有任何神奇或神秘之處——這是思想過程中的一部份。人類在思考的時候，腦中就會產生映象或圖象。如果已經放鬆身體，心思活動卻沒有停止，就不能完全放鬆心情。最有效的方法是準備好紙和筆，把心中所想到的事都寫下來。如果不再記錄任何事情，就表示可以停止擔憂了。

一旦做過消除壓力的方法以後，就可以使心中的壓力消失。接著，再試著使心靈平靜。牽動眼睛運動的肌肉是視覺幻想的中樞，因此，使眼睛周圍的小肌肉放鬆，可以加速心理活動。如果妳有戴隱形眼鏡，在展開這些運動以前，先把隱形眼鏡拿下來，才會較舒服。

先睜開雙眼，頭部保持正直，只能夠移動眼睛。朝右耳方向看，維持數秒鐘，感覺到眼睛周圍肌肉的壓力，然後再放鬆眼睛的肌肉，直視正前方。重複一次，這一次看左邊。

向上看眉毛，感覺其張力，然後放鬆。向下看下巴，感覺其張力，然後放鬆。

快速地以右、左、上、下的方式移動眼球，注意到眼球的微小張力。

以距離數尺遠，在眼睛水平視線稍下方處的點作為定點。對眼睛而言，這是輕鬆的姿勢。要留意呼吸是否平順而有韻律，假如覺得眼皮沉重，可以閉上眼睛，但是仍然要進行視覺幻想。

有的人喜歡幻想置身於花園或海灘上，因為那光景與聲音能使他們的心情放鬆，不再感到憂慮。有的人則覺得音樂可以使他們鬆弛。因此，可以採取任何特殊的幻想方式，只要對自己有益就好。

努力的經濟效應

放鬆並不是在一天中，得以偷空五分鐘，就覺得很幸運。一旦學會基本的放鬆技巧，認識到壓力的時候，重要的是可以在任何時候，都應用這技巧。

在妳彎著腰，為孩子換衣服，坐著餵他，為家人做宵夜，或是看電視的時候，要養成隨時檢查自己的姿勢，以及是否出現不必要的壓力緊張症狀。駕駛時，並不需要緊繃著肩膀，牢牢地握住方向盤。即使會遲到，也不需要如此。不必要的壓力會令人容易感到疲倦，如果能注意到這一點，就能夠改掉習慣，使自己覺得較為舒適。

屬於自己的時間

每一天的時間就只有二十四小時，要設法抽空完成大小瑣事，是無止盡的戰爭。女性在晉升為人母以後，連抽空去理髮或化個妝，都是很奢侈的事，因為這麼一來，就無法滿足家人的需求。她個人的社會角色完全融入扮演母親的角色，因此自以為必須任勞任怨地工作，毫無怨言地照顧孩子。這會使女性產生挫折感、怨恨與罪惡感，自尊受到打擊，認為自己只有照顧子女與料理家務的能力而已。正確的方式是：除了了解到嬰兒的需要以外，也要知道自己有自己的需要，配偶也有其需要，因此擁有屬於自己的時間，並不是自私的表現。

感覺舒適

目前，妳所穿著的衣服要以舒適、便於哺乳、易於清洗為首要條件，因為嬰兒與較大的孩童偶爾會生病，或是把有黏性的東西黏在妳的衣服上。生產後，妳的體重會稍微過重，因此應該選穿不會誇大身材的衣服。

請朋友為妳挑選出衣櫥裡，適合妳現在的狀況所穿的衣服。這就像是在懷孕以前，要買些新衣服來穿的樣子。不要把自己擠入過緊的牛仔褲裡，這會影響身體的血液循環，反而會感到不舒適，看起來更臃腫。

要選擇有開口的裙子和褲子，以方便哺乳。由於妳目前沒有工作，因此必須與配偶共謀解決財務上的困難，買一些價廉物美的衣服，以顏色鮮艷的衣服來塞滿舊衣櫃。

使自己亮麗

假如化妝能夠使妳心情愉快，不妨抽空簡單地化妝，在外出時，只要補個妝即可。反之，如果認為化妝只是另一件煩人的事，那麼可以置之不理。

清洗與滋潤有益皮膚，因此在就寢以前，要保養肌膚，不要倒頭就呼呼大睡。健康的飲食、充足的睡眠、鬆弛，對美容也是很重要的。要注意自己的外貌，因為這會影響別人的觀感。

假如現在妳需要一個容易打理的髮型，以便節省打理的時間，不妨和髮型設計師談一談，請他設計一個適合妳的髮型。按摩頭皮，有助於減輕壓力，同時可以促進血液循環，使髮質良好。可採取移動指尖的方式進行，例如指壓。

最容易讓妳看起來美麗的方式，就是要保持心情的輕鬆與愉快，而不是壓力、焦慮與罪惡感。抽空做一些自己所愛做的事，能夠使妳恢復活力，再挑起新角色所需要做的工作。

在熟知嬰兒的餵食與睡眠模式以後，可以交由朋友或親戚來代為照顧，而妳則可以培養新的嗜好，或在晚上學一些東西。不要認為這對嬰兒和較大的孩童會有負面影響，其實這是學習成長與獨立的課程。如果孩子能習慣妳不在他的身旁，以後他在加入團體遊戲或入學時，就不會感到困難。另外，對妳而言，偶爾能喘一口氣，才能再度擁有活力，去面對家人。因此，對家人也是有益的。

處理壓力的十大要領

1. **找出原因**　要找出真正的原因，如人際關係、生活的改變、環境、經濟因素等等。

2. **了解本身**　要如何回應壓力，應先了解本身真正的感受。

3. **要準備好作改變**　壓力包括了危機的存在，如果沒有準備好要改變，即表示已經接受現況。

4. **肯定自我**　肯定即(a)了解自己與他人的權利，(b)了解本身作為女性的需要，不論妳所扮演的角色是妻子、情人、母親、女兒，(c)允許妳本身擁有犯錯與享受成功的權利，(d)明確地說出自己的需要，而不是期待別人的注意，(e)了解自己的感受。

5. **以積極的方式處理**　不要往壞處想，而要想像自己克服了這問題。

6.擁有屬於自己的時間　「假如我擁有更多的時間，我會……」，寫下要做的事，並實現它。查一查時間表，看看是否能去做自己想要做的事。

7.學習鬆弛　抽空練習，使自己變得愈來愈好。認知到壓力是每天的活動，試著把壓力降至最低的程度。

8.規律地運動　妳會感到自己睡得愈來愈好，能夠今日事今日畢。

9.食用健康的飲食　用餐時，不要食用高脂肪與高糖類的食物。

10.分出輕重緩急　面對現實，做一些能達成目標的事。

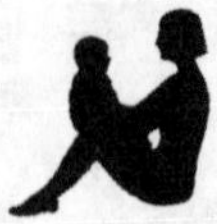

第四章　有身體殘障的母親

成為母親是極為美妙而令人興奮的時刻，這是無庸置疑的。這時，會產生一股從未曾感受到的強烈情緒。身體會有奇妙的改變，無可避免地要做一些困難卻必要的調適。嬰兒隨時會來到生活中。同時，作為身有殘疾的母親，還需要考慮到一些因素。

有的人有平衡方面與工作方面的困難，而不方便抱起嬰兒，為她洗澡、穿衣服。假如有視覺或聽覺方面的障礙，可能會因為嬰兒的安全問題而感到焦慮。這些問題將視障礙的不同而有所不同。

在此，很難針對個別情況提供特別的資訊，以及這些情況如何影響作為母親的生活。本章中所提供的資訊，是原則上的指導，以及尋求更多相關資訊的資料。其中有建設性的建議，是從有殘障的母親口中所得來的經驗，她們發現這些方法對她們大有助益。

最初的幾個月內，大多數的初為人母者都會覺得很疲倦，部份的原因是因為夜裡的睡眠不足，另一部份的原因則源自於懷孕期間與產後的生理疲勞。對身體有殘障的母親而言，疲倦的經驗會更大，因為缺乏動能，而身體的障礙又增加身體上額外的負擔。這種疲倦往往很容易就被忽視了，追究原因所在，是由於障礙所致。這時，應該要求或接受他人的幫助。與幫助妳的人討論妳實際上需要的幫助為何，對妳才最有幫助。

由於缺乏大量的資訊，以及與妳接觸的人所表現出來的態度與行為，很可能是造成壓力的來源。認知到這一點，再去處理這些問題，就可以有效地減低這些壓力。

也許，妳已經接觸過健康的專業人士，而且和其中常見面的人發展出良好的人際關係。妳會突然發覺到處於一個新的狀況中，很容易會受到傷害，經常會感到沒有安全感，缺乏自信心。但是，這與身體殘障並沒有關係——這是大部份初為人母者都會產生的感覺。

許多健康的諮詢人員或助產士可能不曾有過照顧殘障人士的直接經驗。但是，鼓勵妳、幫助妳建立起自信心，以擔負起作為母親的責任，以本身的力量照顧自己的家庭，總比過度保護妳好。諮詢人員與助產士對妳是否有任何幫助，這要視他們是否把妳殘障的程度列入考慮而定。

最了解妳的人還是妳自己，因為妳已經習慣了殘障在生活中所帶來的侷限。透過和專業人士與助產士相處所得到的知識，和照顧嬰兒的經驗，以及本身的知識和對自己的狀況的了解，可以找出最好的照顧嬰兒的方式。物理治療師或職能復健人員能提供協助，建議如何修復設備，或是幫助解決工作上的問題，例如：抱起嬰兒或幫嬰兒洗澡等。

要在嬰兒出生以前，先完成一些準備工作，可能是很困難的——如果和別人商討妳所遇到的困難，也許能從他人身上獲得有效的建議。準備得愈周全，在嬰兒出生以後，就會處理得更好。大多為人母者會發現，家中有初生兒的最初幾天，愈發感到格外孤單。如果身有殘障的母親平日只忙碌於上班，認識的鄰居屈指可數，而在身體有殘障的情況下，會備感孤獨。不論在城市或鄉下，身有殘障的母親要把嬰兒帶到公共場所去，與一些人接觸，真是很困難的。

在還沒有孩子以前，可能妳會認為一群媽媽聚集在一起，七嘴八舌地討論嬰兒與尿布的問題，是很無聊的事情。但是，大多數母親會由有過類似經驗，或目前正在經歷中的母親那兒，得到極佳的建議。因此，和別人討論，可以減少孤獨感。

顧及自己的需要

在本身有某種障礙時，每月的日常工作往往會顯得更煩，而這一天也特別漫長。如果出現這種情形，即表示在忙完一整天的家事以後，妳很難擁有屬於個人的時間，好讓自己做愛做的事。

這時候，視事情的輕重緩急而有個優先順序，是很重要的。

也許，可以改變目前做事的方式。使用二一七頁的計劃表，看一看有哪一些基本事務可以不做。從經驗中，可以得知如何在最短的時間內，完成最多的事。但是，要儘量不使自己感到受挫，同時不要一次做太多的事。

如果在視覺方面與聽覺方面有障礙，可能會因為過多的肌肉壓力而受到傷害。由於在處理不熟悉的工作環境或工作時，正專注於工作的困難度，往往會用到比所需要的肌肉更多的部份。假如關節的僵硬與肌肉的軟弱是身體障礙的特點，會更加容易感受到肌肉的緊張。

抽空來休息或放鬆自己，總好過在一天內不停地工作，把自己累得筋疲力盡。

鬆弛可以讓妳獲得活力，再有精力去應付新的工作。試著抽空來使自己鬆弛，以長遠的眼光來看，這對妳更有益。

運動能夠讓妳更健康，並再度充滿活力與感覺鬆弛，只要妳做的是正確的運動。

運動程式的提昇往往是有益的，尤其是覺得這並非無聊而令人感到煩悶的事時。不要把運動視為日常的瑣事，才不會令妳產生罪惡感。

雪倫和她的丈夫都是盲人，他們有個小男嬰，名為大衛，約八個月大。雪倫敍及她的經驗，她說：「我在醫院裡的最初四天，護士不讓我做任何事情。最後，我必須要堅持如何讓自己來照顧大衛。剛開始時，我想要做的是整天抱著他。我以母乳餵他二個星期，然後開始用奶瓶餵他。」

「最初，真不知道該如何來混合他的飲食，因為我們看不見。但是，醫療指導已經準備好了沖泡的奶粉，好讓我們餵嬰兒。我們購買了大量的嬰兒餵食食品，而我使用會發出聲響的記錄器來裝進奶瓶。我們在旅行時，使用二五〇毫升的小奶瓶。許多受人歡迎的嬰兒乳品在這裡都可以購買得到。」

「我很驚訝地發現我們很快地就進入家居日常作息的狀況。我們在嬰兒出生以前，就進行了一些模擬狀況，如：在哪裡幫他換尿片，以及讓他在哪裡睡等等。」

「現在他已經稍微長大了，雖然我並不喜歡限制他的行動，但是我有時候會用玩具筆來確知他的位置。而且，我們可以確信房間十分安全。一旦他的活動範圍更大時，事情就會較棘手了。」

「我的健康顧問給了我們為大衛注射的針劑，因為他有時會喉嚨痛，或是長牙齒。他很精確地為我們測好了量，因為這對我們而言實在困難。」

「我對於盲眼媽媽的主要建議是，絕對不要因為妳的視覺障礙而放棄，要努力於發掘解決問題的方法。」

一位有肌肉僵硬問題的母親，擁有一個七歲又半個月大的女兒，談及她當母親的經驗。

「對我最有幫助的事，是知道別人曾經歷過這問題。我是一個職業婦女，在懷孕不久以後，就忍痛放棄我的工作，因為我必須要常常走動，對我而言實在太困難。當我有了嬰兒以後，我真是非常高興，雖然接下來的幾個月，我必須獨自面對艱難的歲月。」

「我有步行與站立上的困難。我在房子四周適當的位置，放置著一些不同的欄杆和枝架，所以我可以坐下來做大部份的事情。在我們外出的時候，我通常是坐輪椅，而我常常都需要別人來為我推輪椅，我就抱嬰兒放在我的大腿上。剛開始時，我是使用吊帶，現在她已經大一些了，所以我用嬰兒專用的揹袋來防止她跌落。」

「我的生產過程非常順利，但是我必須住在醫院七天，以完成丈夫的工作，那麼在我出院以後，丈夫才能請假在家。我不喜歡住在醫院裡，因為我會得到許多正反不同的建議，在家裡真是好多了。」

「我們家樓下就是一間育幼院，因此在我每天早上下樓的時候，很容易就可以獲得一天內所需要的東西。」

「在我女兒三個月大的時候，我的疾病又復發了。這時，我必須服用類固醇。有一陣子，我感到非常沮喪，後來這一切又突然好轉了。她在五個星期內，每天晚上都一覺到天明，這對我有很大的幫助。我想，如果不是這樣，在那段期間裡，我會變得更加疲倦。」

「我的丈夫真是很體貼，而且他非常樂於為人父。身為獨子，而又只有一個表親，他從來不會有過與嬰兒接觸的經驗。」

蘇是一個有腦性痲痺症狀的母親，這影響她的肌肉控制與協調，導致她會產生不規律的顫抖與振動。以下是她敘述如何應付八個月大的兒子馬克的經過：

「我發現要應付成為一位母親所需要的工作，這在剛開始時，對我實在非常困難。因為在我這一生中，都儘量避免去面對，對我而言，較為困難的狀況。現在，我必須找出處理問題的方式。」

「我在衣服旁都裝了固定的環，所以我能夠很安全地脫下衣服的側邊。在我哺乳的胸罩尾端，也裝了類似的環，因此可以輕易地把手指穿過這環，然後解下我的衣服來餵乳。」

「我發現到在抱小孩的時候，很難鉤住這些環，最好的解決方式是製作多組的環，有些放在高椅子上，有些則放在低椅子上。重要的是，在買嬰兒的桌椅和推車的時候，應該要仔細地選擇，因為種類很多。」

「在浴室裡，我用一個斜斜的架子，看起來就像是一個小凳子一般。這斜架子上有一個可以拆卸的蓋子，讓嬰兒保持傾斜的姿勢，使其頭部離開水面，而使我在為他洗澡的時候，可以空出一隻手來。這東西稱為易洗嬰兒支撐物。我在馬克臥房的換尿片的檯子旁，也有一個盥洗用具。這盥洗用具有一個插座可以放掉水，使之成為一個水桶，好方便裝滿水。」

「我用一個小的，可以用手抓住的餵食器來舀他的食物，我發現這非常有效。」

「我抱馬克下樓時，是把他摟在我的胸前，然後坐下來，以臀部一台階一台階地下樓。我發現這方式非常安全。我的家人會在我外出購物時，來幫助我們。」

「我非常喜悅於成為一個母親，而且很高興於擁有這麼可愛的小孩。當我的身體殘障構成問題時，我必須要找到解決的方法。如果我無法做到，就必須接受別人的幫助。妳必須接受這事實——有時候，妳無法憑一己之力去完成某些事情。」

第五章　適當的飲食與體重的控制

在婦女懷孕期間，很可能並沒有所謂的「理想體重」這回事，這是富有爭論性的議題。大多數的女性在懷孕期間，是增加十二•五公斤。

有一些婦女從未曾被告知在懷孕期間，應該增加多少體重；而另有一些婦女則有測量體重，並且被告知已經超重，很可能妳曾和她們談過。不論妳的體重增加了多少，重要的是妳要了解到，需要花一段時間才會恢復原來的體重，因此不要太過氣餒。

體重的增加主要是隨著嬰兒的大小與成長，還有子宮、羊水、額外的血液，以及體內脂肪的增加而增加。當嬰兒出生的時候，妳可能會減少一些重量。嬰兒的體重大約是二•七～四公斤（六～九磅），而羊水與胎盤則約為九〇〇克～一•三公斤（二～三磅）。在隨後的幾天，妳可能會減輕九〇〇克～一•三公斤（二～三磅），因為妳的身體已經少了不再需要用到的一些羊水與血液。子宮約需要六週，由懷孕時的九〇〇克（二磅）收縮回平時的五十～七十五克（二～三盎司）。其餘的重量是所儲存的脂肪，有一些脂肪會在妳分泌母乳，而餵食嬰兒時消耗掉。

在哺乳的最初幾個月，妳會發現自己比平日更容易飢餓與口渴。妳應該在口渴的時候喝水——在妳坐下來哺乳的時候喝水，也是一個很好的建議。水是絕對充分的，妳不需要喝牛奶來製造母乳。假如喜歡喝牛奶，要記得不要喝得太多，因為牛奶含有高脂肪與卡路里，除非那是脫脂奶粉。妳每天需要額外的六〇〇卡路里，以供應母乳。這是一個三明治全餐、一片水果蛋糕，以及二片水果的量。

哺乳期間，並不需要特別的飲食，但是要確定攝取足夠的鈣與鐵。遵照以下精確的指導，可以使妳和嬰兒獲得足夠的養份。妳將會得到許多的建議，有關於在哺乳期間，該吃與不該吃哪一些食物，如：巧克力、草莓、洋蔥等等是不該吃的。但是，所有的嬰兒都是個體，一個嬰兒所可以忍受，並感到快樂的，卻很可能令另一個嬰兒產生激烈的反應。在印度的嬰兒，很容易地就可以適應咖哩的食物，而墨西哥的嬰兒也不會對辣椒產生過度的反應。

假如認為某些食物對嬰兒並不好，可以從菜單中剔除該食物，待過了幾天再試一次。如果嬰兒還是產生相同的反應，可以不再讓她吃這食物，直到嬰兒已經較大，消化系統已經較成熟，或是已經斷奶了，再給她吃。一些婦女懷疑本身飲食中所食用的牛奶，對嬰兒會產生影響，引起腹痛。如果為此而感到擔心，可以和健康顧問與哺乳指導員討論這問題。

一旦發現難以消除鬆弛的肌肉與增加的體重時，妳會感到氣餒。不過，不要試著去考慮「節食」的問題，尤其是在哺乳的時候。懷孕末期，超重三•一公斤是很正常的，這似乎是身體供應脂肪儲存量的唯一方式。荷爾蒙的增加，會增加體內的液體。遵循正確的飲食方式與運動指導，可以使妳在哺乳期間的幾個月內，逐漸減去體重；或是可以維持現在的體重，直到不再哺乳，待哺乳期過後，體重就會逐漸減少。如果情況並非如此，就必須做一些運動，來減輕體重。

體重增加過多，會引起某些問題，例如：增加肌肉的張力，膝蓋的關節部份、髖部與背部會有一些磨損，這對心臟會造成更大的壓力，因為它必須輸送血液至全身各處的細胞，包括脂肪的細胞在內。如果體重增加過量，罹患高血壓的機會也隨著增加。因此，要儘量減到與身高相符合的體重。不過，要記得妳的體重是在這懷孕的九個月內增加而來，因此不要期望在一夜之間減去這些體重。如果在懷孕之前，體重就已過重，更是不可操之過急。

試看下頁的表，檢查妳的體重是在哪一個區域。要記得在看這圖表的時候，妳已經擁有一個嬰兒，因此不要過於氣餒，假如妳已經進入下一階段。這圖表將給予妳一些有關妳的標準體重的建議，讓妳有一個目標，可以達到配合身高的體重。對於想要減去多少的體重，妳必須要有明確的計劃，並實際地給予自己時間，以達到該目標。花一些時間緩慢地減去體重，會比急遽地減去體重來得好，因為前者較可以維持體重的減輕。

要有效、安全而持續地減去體重，必須從飲食與運動的模式著手。

進行劇烈的節食計劃，並不是有效的減肥方法。極低的

這圖表是由健康教育委員會所製的，提供男性與女性適度的體重範圍，並以最低的健康限度為基礎。畫一條與妳的高度相等的平行線，就可以得知妳適當的體重。

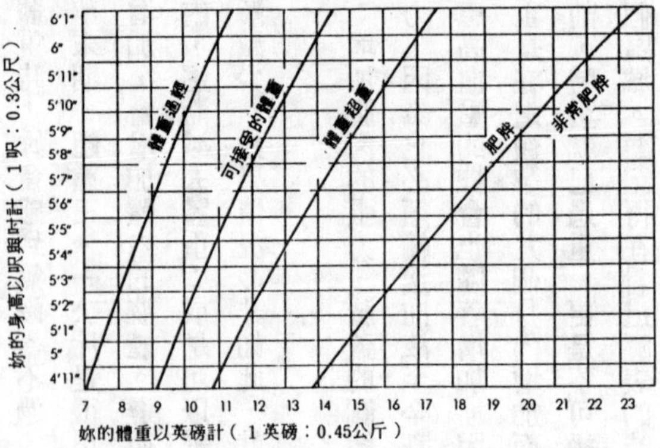

體重過輕——妳吃得足夠嗎？
可接受的體重——這是妳的健康所需要的體重範圍
體重過重——似乎不會影響妳的健康，但是不要再胖下去了。
肥胖——如果妳不減重，妳的健康將會受影響。
非常肥胖——這情況非常嚴重，妳必須要馬上處理。

卡路里很可能會使妳在一開始的時候減去大量的體重，但是所減去的很可能只是肌肉的蛋白與液體，並不是體內的脂肪。這一類型的節食往往難以維持一段很長的時間。因為節食而引起的無聊、缺乏活力與一般的疲倦，會使妳輕易地放棄節食，甚至反而會引起不好的飲食習慣。

在飲食與運動模式方面漸進而小規模的改變，對妳和妳的家人而言，都是較能夠接受的方式。而且，這方法會較為有效，在往後的日子裡，也可以持續實行。在當母親的最初幾天裡，不需要過份小心地注意飲食，而計算每一種食物的熱量。

理想的飲食應該是易於準備，而且能適合妳的日常作息。它應該包含足夠的卡路里，使妳不會經常感到疲倦，並且能夠經常維持理想的體重。它不應該需要妳劇烈的日常社交習慣的改變，而應該包括許多各種各樣的食品。

許多人認為食物分為好與壞的食物，而儘可能地食用所謂好的食物，其他的時間則用來嘗試抗拒所謂不好的食物。不要遵循這原則，而要察看自己的飲食是否均衡。只要遵循一些基本原則，妳應該能進行自己的飲食選擇。一塊奶油蛋糕或巧克力，並不是世界末日，因為妳並不是整天都在吃這些食物。飲食整體的平衡是更重要的。

「四個月以後，人們以為妳應該已經恢復原來的身材。剛開始的最初幾週，人們會說妳看起來是多麼好——但是要趕快去游泳。」

熱量的攝取與消耗之間的平衡

妳所攝取的各種食物，如蛋白質、碳水化合物與脂肪，都包含了各種不同的熱量。妳的身體需要各種熱量，以發揮每日可以發揮的功能，例如：呼吸與維持心跳、眨動眼睛、走路、說話、睡覺等等。食物中所儲存的熱量與肌肉中所使用的熱量，是以卡路里來計算。如果從食物中攝取的卡路里含量比日常活動所需要的含量更高，那麼多出來的熱量就會儲存在身體，而成為脂肪。假如每天攝取的卡路里比所需要的，多出五十卡路里，這些額外的卡路里會成為身體的脂肪，一年便多出三•一公斤。在體重的控制中，最重要的便是熱量的攝取與熱量消耗之間的平衡。

甚麼是好的健康飲食？

在過去，人們花許多的時間在田裡、在工廠裡工作。那時候，食物大量短缺，而一天三餐中均衡的飲食，被認為有肉、二種蔬菜、大量的蛋白質，以及乳製品，是讓人們有足夠營養成份的保證。這一〇〇年來，生活型態已經有了很大的改變，目前所面對的問題是人們缺乏足夠的活動與運動，而物資過於豐沛，尤其是從動物與高度合成的食物中所攝取到的脂肪與糖份過多。

一九八三年，政府成立了國家營養教育諮詢委員會，審視國民的飲食型態，並提出了建議。這份報告被稱為國家營養教育諮詢委員會報告，該報告中指出，國民應該改變飲食型態，降低脂肪、糖份與鹽的攝取，同時增加纖維的攝取量。

健康飲食的成份

我們可以在健康的飲食中選擇天然的成份，好的飲食總是有趣，而令人感到愉快的。肉類是高品質的蛋白質的來源，但是這並不表示它會提供人體正確的，不含其他成份的，與身體所需要的類型相同的蛋白質。

魚類與貝類也是重要的高品質的蛋白質來源。

在健康的飲食中，新鮮蔬菜扮演著重要的角色。各種不同的蔬菜提供不同種類的維他命與礦物質，同時，所有的蔬菜都提供大量的食物纖維。

水果提供健康而天然的糖份，是食物纖維的最佳來源，而且不會含有太多的脂肪。

豆類是蛋白質的重要來源，特別是植物類素食的飲食中，含有大量的蛋白質，但是還必須配合穀類來製造良好的蛋白質。

花生和種子與穀物混合，可以提供高蛋白質的食品。

所有的穀物都提供蛋白質，同時混合其他次級的蛋白質，如花生或豆類，會提供良質的蛋白質，對於健康的成長與修復身體組織大有助益。

健康飲食的問答

以下的問答有助於妳分析目前的飲食型態，並指示妳做一些必要的改變。小心地回答以下的問題，然後選擇最適合的答案，把表示從不、偶然的、經常的、每日的號碼塡在空格裡，將總數加起來，檢查最後的結果。

答案	
從不	1
偶爾（一星期一次或更少）	2
經常（一星期三次以上）	3
每天	4

妳食用以下食物的次數是多少？

A組	
全麥麵包	
米飯或意大利麵	
蔬菜	
水果	
魚類（未曾煎過的）	
乳酪	
脫脂或半脫脂牛奶	
低脂乳品	
燕麥粥或高纖維燕麥片	
雞肉或土雞肉	
總計	

B組	
白麵包	
白米或一般的麵	
冰淇淋	
油炸食物	
全脂牛奶	
全脂乳酪或硬乳酪	
內臟（腎、肝等）	
蛋類	
馬鈴薯片	
加工過的早餐麥片	
例如：玉米片	
奶油或乳瑪琳	
香腸	
漢堡	
派	
蛋糕與餅乾	
總計	

答案：將二組的總計各加起來，如果Ａ組的總和比Ｂ組高，這表示妳擁有良好的飲食狀況，攝取足夠的纖維素，而沒有太多的脂肪。如果Ｂ組的總和比Ａ組高，那麼必須在飲食的偏好方面有所改變，使Ａ組的總和增加，Ｂ組的總和減少。

為何我們需要脂肪？

某些食物中，可以發現重要的脂溶性維他命，即維他命A、D、E與K。當身體能夠儲存這些維他命的時候，我們並不需要攝取這些食物（參見二六六、二七一頁，其中提及哪一些食物中含有哪一些維他命，以及為何它們被需要）。

脂肪同時提供身體所需的熱量，但是從脂肪中所取得的熱量，是非常密集的來源。在飲食中的每一克脂肪，會產生九卡路里的熱量。這是每一克碳水化合物所能產生的熱量的二倍。也意味著如果我們攝取過多的脂肪，在體內就會製造過多的卡路里。但是，一些脂肪的儲存對身體是必要的，可以提供內臟器官的保護，以及潤滑之用，避免熱量的過度流失。在氣溫較低時，就可以發揮作用。

也許，妳會在食物的標籤中看到「含非飽和脂肪」、「低飽和脂肪」、「低膽固醇」等字眼，但是這其中的意義為何呢？妳很可能會感到困惑。

脂肪是由所謂的脂肪酸所構成，是由一連串的碳原子與氫原子連結而成。根據碳原子與氫原子組合方式的不同，而分為主要的二組——飽和脂肪與非飽和脂肪。由於二者具有不同的化學構造，因此對身體會產生不同的影響。

飽和脂肪與提高血液中的膽固醇有關，會導致增加心血管疾病的危險。不飽和脂肪分為二大類，即單一非飽和脂肪與聚合非飽和脂肪。聚合非飽合脂肪會降低血液中膽固醇的數值。

大多數的食物同時包含了飽和與非飽和的脂肪酸。但是，只以其中的一種為主要的成份。重要的是，要知道哪一些食物中含有飽和脂肪，哪一些食物中則含有非飽和脂肪，讓妳可以降低攝取量，特別是飽和脂肪的含量。

飽和脂肪在室溫下，往往會凝結，主要是被發現在動物性脂肪，如肉類（豬肉、牛肉與羊肉）、豬油、烤肉的油脂滴、牛脂、羊脂；以及乳製品，如：牛奶、奶油、起司、巧克力、乳瑪琳、餅乾與蛋糕中的椰子油、果醬與布丁等。加工食品中所含的脂肪，通常稱為氫化植物脂肪油。氫化油通常也是飽和脂肪——由於已經飽和，所以在室溫下也能維持硬度。

除了椰子油與棕櫚油以外，通常植物油是非飽和脂肪，雖然同樣是蔬菜，卻因為化學組合的不同，而有含飽和脂肪者。蛋糕與點心常使用這一類油，因此在購買時，要注意其標籤。買一瓶混合的植物油，意味著妳不知道在這產品中含有哪一類的脂肪油。這其中很可能包含了飽和脂肪，因此最好是購買標明了高單分子非飽和脂肪的植物油，例如，橄欖油或是聚合的非飽和脂肪，例如，葵花油和紅花油。

單分子非飽和脂肪油主要是發現在橄欖與花生油中。

聚合非飽和脂肪往往主要是發現在植物油，如：葵花油、玉米與大豆油、花生油中。此外，油魚類如鯡魚、鯖魚、鱒魚等，也含有聚合非飽和脂肪。

乳瑪琳與奶油之間有許多混亂之處。依照法律，所有的奶油與乳瑪琳含有百分之八十二的脂肪，低於這標準的，就不可以歸類於這一類的油。有一些奶油，只有百分之六十或百分之七十五，甚至比這更低的脂肪，其重量主要是由水構成。我們要小心地注意標籤，觀其內容物為何，以及飽和與非飽和脂肪的數據。這麼一來，可以比較產品之間的不同，並選擇適合自己的。

現代資訊中，告知我們應該減少脂肪攝取的總量，尤其是飽和脂肪。以聚合非飽和脂肪的攝取來取代飽和脂肪的攝取時，就可以做到這一點。高脂肪的攝取往往會導致血壓的增加，以及體重的超重。攝取過量的飽和脂肪，往往會導致血壓的昇高。根據某些證據顯示，這與較高的心血管疾病有關，因此我們應該注意攝取量的降低。

何謂膽固醇？

膽固醇是白色，有如油脂一般的物質，由肝臟製造而成。基本上，是使細胞膜能發揮正常功能，並生產荷爾蒙與膽汁（這對消化血管是很重要的）。人體所製造的膽固醇，是由動物脂肪中攝取的。

攝取超過身體所需要的飽和脂肪，會導致血液循環中，膽固醇值的增高。根據某些數據顯示，這可能會導致脂肪的沉澱物增加，而附著在動脈的血管壁，使血管變窄。這症狀稱之為動脈血管硬化，是導致心血管疾病的原因。在血管變細時，心臟血液的輸送或腦部很可能會受到阻塞，而引起心臟病或中風。

妳可能會認為這情況只會發生在老年人身上，但是動脈疾病也發現發生在年輕人與成年人身上。

一些有歷史性心血管疾病的家族，往往會有高膽固醇的遺傳傾向。對這一些家庭而言，進行膽固醇值的檢查是大有助益的。減低動物性脂肪的攝取，可以降低膽固醇值，而大大地降低罹患心臟疾病的危險性。

蛋黃、貝類與肉類是特別具有高膽固醇的食物，應該要謹慎地攝取。植物不會製造出膽固醇，因此蔬菜與水果是不含膽固醇的。有一些證據顯示，食用高纖維的食品，可以降低膽固醇。

如何食用較少的脂肪？

試著減低脂肪的攝取量時，先看一看以下建議所列出的表，同時選擇妳方便改變的飲食——試著不要一次做太大的改變。首先，試著改變一種食物，然後再慢慢地增加，每一週逐漸地改變。採取漸進的方式，會較容易養成好習慣。

●從全脂牛奶改成飲用半脫脂牛奶或脫脂牛奶。剛開始時，妳可能需要花費一些時間來調適自己的胃口，但是到最後妳會發現自己不再需要全脂牛奶。半脫脂牛奶與脫脂牛奶都含有鈣質，但是其脂肪量比全脂牛奶低。不過，五歲以下的孩童並不適於飲用脫脂牛奶。

牛奶的脂肪含量：

一品脫的全脂牛奶	二十二公克
一品脫的半脫脂牛奶	十一公克

一品脫的脫脂牛奶　　一公克

●買肉的時候，儘量買最瘦的部份，並切除肉眼可看到的肥的部份。

●每週數次以雞肉、火雞肉與魚類來代替肉類。除去雞皮，因為其中儲存許多脂肪。

●用不沾鍋來烹調，因為這麼一來，就可以使用很少的油（妳可能根本不需要用到油）。在爐子上烤肉的時候，墊上鐵架，以便使油脂滴落。

●偶爾吃素食——妳很可能會發現妳很喜歡。試著以豆類，如豌豆與長豆來取代肉類。

●選擇低脂的乳製品，而不要使用奶油或乳瑪琳，同時儘量地減少用量。假如有飯後點心，就不要使用乳製品。

●減少馬鈴薯片、蛋糕、巧克力、派與烘餅的食用量。

●假如喜歡吃乳酪，要記得硬乳酪往往含高的脂肪含量，應選擇脂肪含量較低的乳酪。

●偶爾選擇食用低脂酸奶酪，以取代奶油。如果必須使用奶油，要儘量減少使用量。

●使用低脂的軟乳酪來烹調，以取代全脂的硬乳酪。

●以烤來取代炸的烹調方式。

●以烤或蒸魚來取代炸魚，這有助於避免攝取大量的脂肪。

●使用脂肪或煮菜油來烹調時，使用量要儘量減少，而且選擇飽和脂肪酸較少的油類。

●使用圓底的鍋子，可以使妳使用較少的油。

●厚的馬鈴薯片會比薄而呈波狀的馬鈴薯片好，因為所吸收的油會較少。用葵花油、大豆油或玉米油來油炸。另外，可以試著烤馬鈴薯。要避免經常吃馬鈴薯片。

為甚麽我們需要糖？

實際上，我們並不需要糖！糖是某種類型的碳水化合物，能夠提供人體熱量，但是並不含任何養份。

我們需要熱量（卡路里）來作為每日活動所需，但是也需要其他養份來作為人體的成長與正常功能的運作。如果吃了太多高糖份的食物，不會得到任何養份，比起攝取均衡的飲食而言，我們可能會缺少某些養份，而影響到人體的健康。

含糖份的食物具有高卡路里，但是並不含纖維，因此會使人無法產生飽足感，很容易食用過量——即超過身體所需的卡路里的攝取，結果導致脂肪的積存。不幸的是，我們的舌部味蕾有好甜食的傾向，而造成食用過量甜食的情況。

吃糖也很容易導致牙齒的損壞。我們吃糖的次數往往會比吃糖的份量更加重要。口中的細菌會把原料供給糖，藉此產生酸而腐蝕牙齒。如果經常食用含糖份的點心，牙齒會因為經常溶解的糖份，而無法恢復。

當妳被問及時，妳可能會說：「我從來不吃糖。」妳所想到的，只是一般在店裡購得的白糖或黑糖。這通常被發現在蔗糖與甜菜中，稱為果糖，正如大家所知道的，被提煉成糖。

不過，有各種不同種類的糖，被用在加工食品中。這些糖包括霜糖、果糖、糖漿、焦糖、乳糖等等，其養份都一樣，不包含維他命、礦物質與蛋白質。

如何能吃較少的糖

●選擇果汁或低卡路里的飲料，以取代一般的冷飲。在一瓶可樂中，含有相當於五茶匙的糖。

●選擇由天然水果製成的罐裝水果，而不是用糖漿製成的。

●購買任何東西時，都要注意看標籤。妳會從中知道哪一些牌子的食品適合妳。其成份內容必須包括成份的數量。

●不要在嬰兒食品或飲料中加入糖，這會使嬰兒偏好甜食。
●不要以糖果當作獎勵品。
●蛋糕與餅乾含有許多糖，因此要減少這些食物的攝取量。
●減少（有時候減半）飲食中糖類的份量，除了果醬外，將對身體產生良好的影響。
●餐後甜點方面，儘量以新鮮水果來取代布丁。
●有一些食物含有天然的糖份，例如：乾燥的水果，可以用來增加食物的甜份。
●儘量試著在正餐之間不要食用含有糖份的食物。

為甚麼我們需要鹽？

鹽是天然的物質，其中包含納與氯，二者都是身體所需要的物質。鈉是使神經發揮正常機能，以及肌肉所需要的，而氯則有助於消化方面的功能。鹽被使用在食物中，是用來保存食物與調味。

在英國，每個人大約消耗十公克的鹽。大部份鹽的攝取，是從加工食品中獲得，其餘的則是在烹調時加入鹽，或是食品中天然的成份。我們一天大約只需要一公克的鹽。

對於一些人而言，過多的鹽份會引起高血壓，而造成心臟病或中風。由於難以預測哪一些人會發生這種狀況，因此每一個人都應該要儘量減少鹽份的攝取。

鹽會吸取水份，因此高鹽份的攝取很可能會造成體內水份的增加。一些婦女在經期內有此傾向，這時減少鹽份的攝取，有助於減輕這症狀。

嬰兒會較難適應鹽份，因此不應讓他們食用任何加了鹽的食物。

如何食用較少的鹽？

飲食中，有各種不同的食物，因此妳可以在食物中攝取到足夠的鹽份，而不再需要添加鹽。此外，參考以下的建議，看妳能做到哪一項，然後逐步地在所能接受的範圍內作漸進的改變。

●試著在烹調時使用極少量的鹽，以香料和甘草來取代。

●許多人在還沒有嚐過食物以前，就先加鹽。不要把鹽放在桌子上，這能夠降低在每一種食物中都加鹽的衝動。

●購買罐頭蔬菜時，要察看標籤，選擇無加鹽者。

●要儘量在家中烹調湯，避免在外購買罐頭湯，因為其中往往加了太多鹽。

●馬鈴薯片與加鹽的花生會增加飲食中許多的鹽份，要試著減少這些食品的攝取。

●烤肉與燻肉都含有很高的鹽份，因此要儘量避免攝取這一類食物。

減低鹽的攝取量，妳很可能會發現逐漸可以適應無鹽的食物。如果妳真的很喜歡加鹽，可以用低鹽作為代替品，但是這些物質往往含有較多的鉀，而這對大多數人是不會引起問題，然而也有少數人因攝取過多的鉀，而致使身體受到傷害，尤其是嬰兒與有腎臟疾病的人，更是應該要注意。使用鹽（與糖）的代替品，在短期內可能會很有效，但是使身體更健康的方法，還是儘量減少鹽與糖的攝取。

為甚麼我們需要纖維？

基本上，纖維有助於腸胃功能的正常運作。許多西方人常有的疾病，如：消化不良與心血管疾病，都與缺乏纖維素有關。這些疾病在第三世界較少發生，雖然被發現在移民至西方國家，飲食型態也改變為西方生活模式的人身上。

纖維是一種特殊的碳氫化合物的名稱。纖維的型式構成了植物的骨架。在許多穀類、水果與植物的外殼中可以發現得到，在現代加工過程中，經常被剝除。

纖維在通過消化系統時，它本身不會被消化掉，因此並不會提供任何養份。但是，天生含有高纖維的食物，則是維他命與其他養份的良好來源。

另一方面，纖維有助於食物快速通過腸胃，而減少各種有害物質的吸收，同時能降低腸胃罹患惡性腫瘤的可能性。

攝取纖維，能夠避免罹患痔瘡與便秘，因為纖維可以吸收水份，並幫助腸胃的蠕動，使糞便柔軟，因此可以避免大腸肌肉受到壓力。

在西方國家，大腸疾病是很常見的疾病。原本在本世紀初，是很少被發現的疾病，而亞洲與非洲的發生率也很低，因為人們的纖維攝取量是西方人的一倍半至二倍。

含有高纖維的食物會令妳產生飽足感，並且不會使妳攝取太多的熱量。舉例而言，五五〇公克（一又四分之一磅）的番茄所含的熱量相當於一〇〇公克（四盎司）乳酪的熱量（約四六〇卡路里）。

纖維可分為可溶性與不可溶性二種。可溶性纖維在水中溶解，故而得名。主要是在麥類——特別是燕麥、蔬菜中發現——尤其是豆類與一些水果。不可溶纖維吸收並保持水份，有助於使糞便柔軟，同時促進食物在腸內的移動快速。不可溶纖維可在穀類，如小麥、麩，以及蔬菜中發現。

同時食用這二種纖維是很重要的，但是妳所需要確定的，是要有不同的高纖維食品。最好是從食物中，而不是從營養品中取得纖維的攝取。大多數英國人一天的纖維攝取量為二十公克，而專家所建議的纖維攝取量為一天三十公克。

纖維的來源

纖維的良好來源是早餐的麥片、葉類與莖類蔬菜、水果——新鮮的水果與乾燥的水果、麵包、米、麵與花生。

以下的表所示，為一般食物中的纖維含量，可以讓妳知道如何攝取三十公克的纖維。最好是在數個星期內，逐漸地增加纖維的攝取量，因為突然改為攝取高纖維食物，可能會引起不舒適，或使身體產生不快。

增加纖維素攝取量的方法

●吃更多的水果與蔬菜。
●吃更多的馬鈴薯，尤其是連皮吃下。
●食用罐頭豆類或乾燥豆類。
●食用更多的花生（不加鹽）與乾果。
●用全麥麵粉，而不使用白麵粉或一半全麥粉、一半白麵粉。
●吃更多的全麥麵包。
●吃高纖維的早餐麥片。

維他命與礦物質

維他命與礦物質對於身體健康功能的運作非常重要，缺少某些維他命與礦物質，甚至會導致疾病。在西方，由於物質豐饒，因此大多數人不會缺乏營養。食用各種食物的人並不需要另外攝取維他命與礦物質。

也許，在妳懷孕期間曾被建議攝取鐵質，但是在醫學臨床上，並無法證明鐵質對於懷孕期間的婦女或嬰兒有效。母體內的鐵含量會增加，但是並不表示孕婦會獲益。血液檢查可以

一般食品的纖維含量（一人份）

蔬菜與豆類

豆子	7 公克
甜玉米	5 公克
蘿蔔	3 公克
烘豆	6 公克
紅豆	10 公克
番茄	1.2公克
不削皮的馬鈴薯	3 公克

水果

一條香蕉	3 公克
一個蘋果	2 公克
一個葡萄柚	0.6公克
葡萄30克（1盎司）	2 公克
二個乾杏仁果	7 公克

麵包（四片）

全麥麵包	11 公克
白麵包	3 公克
黑麵包	6 公克

米（一人份）

糙米	3 公克
白米	2 公克

意大利麵（一人份）

一般	2 公克
全麥	6 公克

早餐麥片（一人份）

小麥泡芙	4 公克
麥片粥	3 公克
全麩	10 公克
玉蜀黍片	2 公克

堅果類（一大湯匙）

巴西胡桃	2.3公克
扁桃	3.6公克
花生	2 公克

在不同的書籍中，以上的數據會有些許的不同，這決定於測量纖維素的方式。

顯示血色素的數值過低，而這些孕婦應該接受適當的治療。

為何維他命與礦物質很重要

原則上，維他命A對於良好的視力、健康的肌膚、強壯的骨骼，以及抵抗疾病的感染很重要。

維他命B_1幫助身體使用碳水化合物，以製造能量。同時，對成長與肌肉、神經有助益。

維他命B_2幫助身體利用脂肪、蛋白質與碳水化合物來製造熱量，尤其是對於肌膚與眼睛的健康特別有效。

維他命B_3有助於肌膚、神經與消化系統的正常運作。

維他命B_6有助於製造紅血球與腦部功能的正常運作。

維他命B_{12}對於血球的形成與成長很重要。

葉酸對於紅血球、血球構成與細胞疾病的免疫很重要。

維他命C對於熱量的生產與成長、牙齦的健康、肌膚和骨骼的抵抗感染與促進傷口的癒合都很重要。

維他命D對於鈣質的吸收很重要，也是使骨骼與牙齒健康不可或缺的要素。

維他命E使維他命A與維他命C不致流失，並幫助身體利用維他命K。

維他命K對於血液的凝固很重要。

鈣質對於骨骼與牙齒的健康很重要，也是心跳、血液的凝固與肌肉的收縮不可或缺的。

鐵質對身體組織的健康與血液很重要。

磷對於鈣很重要，有助於促進骨骼與牙齒的健康。對於食物中熱量的釋放有效，同時也是身體細胞的重要構成。同時，磷對於肌肉功能也很重要。

鈉可以使體內的水份保持平衡，同時對於肌肉與神經功能有重大貢獻。

鉀可以調節心跳與肌肉的正常功能，和鈣一樣，可以調節體內水的平衡。

其他元素如鋅、鎂、硒、銅、碘與氯，是身體所需要的微量元素。

如何取得這些維他命與礦物質？

全麥麵包：含有維他命B_1、B_2、B_3、B_6、鋅、磷、鐵、鎂與鉀。

全穀麥片：含有B_1、B_2、B_3、B_6、E、磷、鐵、鈣、鉀、鋅、鎂、硒、銅與錳。

堅果類：含有B_1、B_2、E、B_6、鋅、鎂、銅與錳。

牛奶：含有B_1、B_2、B_6、B_{12}、D、K、鈣、磷、鋅與鎂。

乳製品：含有A、B_2、B_3、D、鈣、磷、鈉、鋅。

水果與蔬菜：

胡蘿蔔：A。

菠菜：K、鐵。

甘藍菜：A、K、鈣、鐵。

綠色葉菜類：E、B_6、葉酸。

深綠色蔬菜：C、B。

豆類：葉酸、鎂與錳。

馬鈴薯：C。

番茄：C。

乾豆：B_1、B_3、葉酸。

植物油：E。

香蕉：B_6、鉀、葉酸、鎂。

橘子：鉀、C、葉酸。

乾杏仁果：A、鐵、鎂。

柑橘類水果、瓜類：C。

肉類：B_3、B_6、鐵、磷。

肝臟：A、D、B_1、B_2、B_3、B_6、B_{12}、K、葉酸、鋅與銅。

蛋類：A、D、B_3、B_{12}、鐵、錳、磷。

魚類：A、D、B_2、B_3、B_6、B_{12}、鈣（沙丁魚與帶骨的鮭魚）、鈉、磷。

重要的是，妳要記得在生產以後，體內會缺鐵，因此要攝取富含鐵的食物。維他命C有助於身體吸收鐵，因此要攝取富含維他命C的食物。甘藍菜、豆類、菠菜、蛋黃、鮮紅的肉類和肝臟都富含豐富的鐵質。

鈣是重要的礦物質，可以確保骨骼的密度。婦女在步入更年期以後，往往有罹患骨質疏鬆症（失去骨骼密度）的危險性，這是由於荷爾蒙改變所造成的。一旦跌倒，就會發生骨折的危險性。假如在年輕時，就使骨骼密度的發展維持良好的程度，步入更年期以後，骨骼密度流失的狀況會較不嚴重。從孩提時代就進行正確的飲食與運動，這會比在步入中年以後，才進行補充來得好。控制體重是保障健康的骨骼之另一要素。

沙丁魚，帶骨的鮭魚與鯡魚、軟乾酪、低脂的酸奶酪、牛奶、大豆等，都是鈣的艮好來源。酒精中所含的物質、植物、全麥與紅肉會阻止鈣質的吸收，因此多攝取各種不同種類的物質，會比只攝取一種物質來得好。

維他命與礦物質會在食物的儲存與烹調中流失。空氣、溫度與太陽光的照射，都會造成維他命與礦物質的流失。要保存食物中最大量的養份，妳必須要小心地處理食物。

●儘可能買最新鮮的產品。

●將新鮮蔬菜儲存在陰涼處。

●將牛奶收藏於陰涼處。

●烹調蔬菜時，儘可能少使用水，儘可能地縮短烹調時間。

●經料理的食物要儘快食用，要避免間隔時間太長。

●用蔬菜的湯汁來做湯的料理。

某種維他命與礦物質的攝取量過多，將會導致危險。在一般的飲食中，不會發生攝取量過度的情形。但是，如果是服用維他命丸，就可能會產生服用過量的情形。要小心地遵循服用量的指示。不挑食的人大多不需服用維他命與礦物質藥劑。素食者可能會有缺乏鐵質與維他命B的危險性，因此他們必須確保在食物中，擁有這些充足的養份。

妳可能會擔心妳的嬰兒與小孩在飲食中，是否攝取足夠的維他命與礦物質。衛生部門建議要給五歲以下的小孩服用藥片，如果對此有任何疑問，應該與妳的健康顧問和醫生討論。要確定妳確實遵守服用藥劑的指示。

飲食模式的改變

綜合上述的資訊，可以決定妳現在所食用的，是否是健康的飲食，或是需要作許多的改變，好讓妳變得更健康。妳可以從養育、傳統、食物的許可與否、食物的價格、社會習慣、壓力與廣告等因素，來決定飲食方式。這有助於妳開始改變自己的飲食習慣。

許多人承認他們鮮少是因為飢餓而吃——他們被教育每一天在固定的時間進食，並把某些食物視為是不可或缺的。這種想法與目前的生活型態不相符合，同時，與今日有關健康的飲食資訊也背道而馳。許多人吃超過身體所需的食物，因為既定的觀念認為應該把餐盤裡的食物吃個精光，這可能是自孩提時代便有的觀念。現在，妳已經身為人母了，當小孩開始食用固態食物時，妳要牢記這一點。

從一開始時，每一個小孩都是一個個體，而每一個嬰兒都會有不同的飲食模式。在最初幾個星期和最初的幾個月哺乳時，最好是在嬰兒感到飢餓時才哺乳。這是最好的確保妳有足夠的母乳，以及讓嬰兒感到飽足的方式。如果是用奶瓶來哺乳，應該要採取合理而有彈性的哺乳方式，而不是嚴格地照著時鐘來餵食。要開始給孩子斷奶，在餵他吃固體食物的時候，也許妳會要她融入正常的家庭飲食模式，但是要記得在妳準備午餐的時候，可能他還不覺得餓，因此應該預留一些彈性的空間。

儘可能在孩子可以自行進食的時候就開始。剛開始時，他可能會弄得一塌糊塗，但是這可以鼓勵孩子好好地吃飯，並教他一些新的技巧。

許多擁有小孩的母親十分憂慮她們的小孩是否攝取足夠的養份，而用餐的時刻很自然地就成為她們憂慮的時刻。也許，妳很難接受小孩在妳認為重要的食物方面，有所偏好與厭惡。但是，這有助於妳從小孩的觀點來看待這件事情。

在肚子不餓的時候，要把一大盤食物吃下是很令人為難的，尤其是在妳知道如果不把所有食物都吃個精光時，那個妳所愛的人將會感到生氣的時候。

當妳的小孩拒絕吃妳充滿愛心為他煮的食物時，應該保持冷靜，不要因此而發脾氣。妳往往會低估因為妳生氣，對小孩所產生的影響。小孩會說：「媽媽，請不要對我生氣，我感到很孤單。」

遵循以下的指示，將可以避免在用餐時的爭執。

●賦予小孩飲食的選擇性。

●在餐桌上擺置各種不同的食物，讓他有所選擇。

●三明治非常有營養，尤其是在用全麥麵包做成的時候。可以用不同的料理夾在其中，讓他選擇他所要的。

●要讓他自己決定是否已吃飽，不過要確定他並不是因為知道妳為他準備好了點心，所以才表示已經吃飽。如果是以水果或酸乳酪作為飯後點心，也許就可以避免這些問題。

●只要有多種食物可供孩子選擇，孩子絕不會讓自己過度飢餓。他們很可能在某一種階段只吃某種食物，但是要記得他們仍可以在牛奶中獲得養份。試著不要在飲食方面過度焦慮，否則只會使情況變得更加糟糕。

- 不要在午餐時，花太多時間煮精緻的餐點給小孩吃。簡單的食物如烘豆、麵包、乳酪、水果或酸乳酪等非常豐盛，準備起來又方便，當孩子不吃時，不會覺得自己浪費了時間。
- 避免在正餐之間準備了太多點心，而使孩子變得沒有食慾。

逐週向健康飲食邁進

在飲食方面的改變，逐步地進行改變是很重要。妳的目標是在每個星期中，逐漸地進行改變。如果發現這些改變對妳而言很困難，可以用更多的時間來調適，然後再進行其他改變，以下的建議或許妳願意嘗試：

第一個星期

- 以全麥麵包取代白麵包。
- 以烤的方式取代煎、炸的方式。

第二個星期

- 以新鮮的水果代替含糖的點心。
- 以低脂乳品取代奶油。

第三個星期

●試著在烘豆時，不要加入鹽或糖。

●以半脫脂奶粉取代全脂牛奶。

第四個星期

●購買罐頭天然果汁，以取代糖漿，如此可減少糖份的攝取量。

●減少紅肉的攝取量，多吃魚與雞肉。

第五個星期

●早餐的麥片改為高纖維麥片。

●烹調時，不要加鹽。

第六個星期

●多攝取蔬菜，同時減低紅色肉類的攝取。

●減少食譜中糖的含量，並以全麥麵粉代替白麵粉。

第六章　展望未來

在一九九〇年代，許多女性在離開學校以後，投入就業市場是可以預見的。目前，大約有百分之三十一，擁有五歲以下孩子的婦女，都外出工作。許多婦女甚至在第一個孩子出生以後，就很快地回到工作崗位上。在一九五〇——一九五四年期間，在生下第一個孩子以後，一年內就回到工作崗位上的婦女約為百分之十三，在二年內回到工作崗位上的婦女，只有百分之二十。在一九七〇——一九七四年間，這數據已經上昇至百分之二十二與百分之三十。根據目前最新的特殊趨勢所顯示的數據，大約有百分之五十的女性在懷孕期間仍然工作，在嬰兒出生後九個月內，就回到工作崗位上。

回到工作崗位

女性對於要全天候地留在家裡，或是回到工作崗位上，往往是身不由己的。這很可能是家庭中的經濟壓力所造成的。另一原因則可能是因為女性在較大的年紀，才生下第一個孩子，而這時她們在事業上才稍有成就，唯恐離開工作崗位的時間過久，就會失去原有的地位，因此而備感應儘早回到工作崗位上的壓力。對於某些女性而言，則是了解到她們全天候待在家中，並沒有任何好處，而採取積極的決定。

身為母親，要做的工作包括照顧與安慰孩子，給予教導與鼓勵，還要餵食，為孩子換衣服，以及其他日常的照顧。這並不意味著一天二十四小時、一年三百六十五天都必須要留在孩子的身邊。這主要是在於時間的質，而不是量。但是，了解這一點，卻不見得能夠使妳更容易下決定要把孩子交給別人照顧。

不論回到工作崗位上的決定是否是妳做選擇，或是迫於無奈的選擇，在剛開始決定離開孩子身邊時，是一件很困難的事。許多女性在內心中所產生的內疚感，對小孩造成很大的影響。一旦已經作了決定，妳也確定小孩受到很好的照顧與持續性的關照，那麼在妳和他在一起，或是離開他身邊的時候，都不應該感到內疚。將時間花在自責上，是一種浪費。

富有前瞻性的思考與計劃，是順利地回到工作崗位上為關鍵。雖然妳和小孩都需要花時間去適應生活中的改變，但在真正回到工作崗位上以前，如果先有計畫，就可以使妳的焦慮降為最低限度。

哺乳與工作的合併

妳將會決定對妳和嬰兒最適合的方式，而這是以嬰兒的年紀與妳是否全天上班來做決定。如果妳能照顧小孩直到他四～六個月大，將會發現離開一個已經充分哺乳的小孩會較容易。在妳離開他的時候，大多數的嬰兒在六個月大時，已經會食用固態食物，並且也學會了從杯子裡喝水。

一旦有了良好的計劃，就不會使哺乳與工作之間產生問題，但是只有妳本身才能決定哪一些方式最適合妳。如果決定要回到工作崗位前，才讓嬰兒斷奶，由於這並不需要花時間，因此可以等到最後一刻才做決定。

許多母親在上班之前先哺乳，下班回來後再哺乳，晚上，孩子要求時，再予以哺乳，在一天之內，偶而也利用牛奶或以母奶保留於奶瓶的方式來加以哺乳，而大部份的嬰兒，只要假以時日，也都能夠適應這些餵哺方式。

不論是要做全天候或兼職性的工作，妳可以選擇持續哺乳，將擠壓出來的乳汁放在奶瓶中，留給照料孩子的人餵孩子。妳可以在回到工作崗位以前，把擠壓出來的母乳，大約孩子食用的一個星期的份量，儲存於冰箱中。一旦在最初的幾天已經建立好供給母乳以餵飽嬰兒的時間，以後妳要儲存母乳，也可以按照餵食的時間來進行。

擠壓出來的母乳可以使妳在工作時較舒服，同時也足以提供嬰兒所需。妳可以事先和僱主商量好，要在何時何地擠出母乳，以及要將母乳儲存在何處。

在擠出母乳以後，要很快地予以冷藏，同時確保不要把新收集的溫暖母乳加入先前的母乳中。假如在洗澡或淋浴以後，匆匆忙忙地就想要哺乳，或是在用過餐以後，就立即想要哺乳，這並不容易。每天早上的時間，可能是感覺擁有最多母乳的時刻。

有一些母親發現，將母乳儲存在無菌的冰箱中會較方便，因為可以迅速地溶解其中的小冰塊。假如是在上班時收集母乳，更需要格外地小心於衛生與儲存的處理上，在攜帶牛奶的過程中，也是如此，因為細菌很容易在溫暖的牛奶中繁殖。

在妳第一次離開嬰兒以前，先讓嬰兒熟悉於使用奶瓶。可以讓他從乳頭吸奶，或是剛開始時，先給他一些開水，在準備回到工作以前，就可以這麼做。如果向來都是以母乳哺育，最初他會覺得很奇怪。同時，讓別人用奶瓶來餵他，這也是很好的想法。如果他已經熟悉於妳哺乳味的體味，可能他對奶瓶會不感興趣。同時他也需要一些時間，來與照料他的人逐漸熟悉。在剛開始時，先讓他獨自與即將照顧他的人短暫相處片刻，有助於使妳放心。

這將是一連串嘗試錯誤的階段，直到妳們倆找出最適合妳們的方式為止。最重要的是，自始至終都要保持鎮定。如果妳感到慌亂與焦慮，那麼在妳離開他身邊的時候，他很可能會挨餓，因為他還不會使用奶瓶，而妳們需要更長的時間來使情況穩定下來。許多母親發現嬰兒會持續性地拒絕奶瓶，但是卻很高興地以其他方式接受哺乳。

照料孩童的安排

保姆的挑選是件不容易安排的事，需要費時由各種管道來找到適當的人選。妳和配偶很可能會有機會共同分擔照顧嬰兒的工作，或是妳很幸運地有妳的家人願意為妳照顧孩子。

對許多母親而言，保姆提供了解決的方法。所謂保姆，是在自家中為別人照顧五歲以下的小孩。他們應該在當地的機構登記，證實的確能夠照顧幼小的兒童，同時又經常吸收新知。擁有保姆的一個好處是，妳的孩子有機會與其他的孩子一起玩耍；壞處則是一旦妳的孩子生病，妳就不能把孩子送到保姆那兒去，因為唯恐疾病會傳染給其他小孩。

一個奶媽或照顧孩子的助理雖然在每一天的生活中都照料孩子，但是通常她們都和家人住在一起。妳可以和當地居民連絡，而從中找到適當的人選，或是在一些相關雜誌中刊登廣告，而找到人選。

可能的話，可以和另一位母親共同僱請一位奶媽，或是共同分擔照顧嬰兒與分攤工作的問題。另一方面，也可以詢問當地的托兒所。

一個母親可能會面對的最大問題，是疲勞與壓力。與配偶共同分擔照顧孩子與做家務的責任，是很重要的。首先要做的是，先審視你們二人共有多少時間可以來做這些事。接著，則是訂下關於如何應用時間的範圍，要審視自己是否擁有獨處的時間，以及和家人的關係如何，妳本身要抽出一點時間來，與他人相處。如果經常感到疲倦，而怨恨目前的生活，對任何人而言，都不是一件好受的事。

妥善地安排時間是很重要的。如果在清晨時，要把嬰兒弄醒，餵他，幫他換衣服，再送他到保姆那兒去，而妳本身又要趕著去搭火車或公車，沒有時間來準備自己的事物，這種早晨是充滿壓力的。如果能在前一晚就準備好，將可以使情況變得較輕鬆。與上司討論彈性上班的時間，好讓妳可以避開交通尖峰時段，這也可以減輕壓力。

妳很可能已經決定好先照顧嬰兒一段時間，然後再回到工作崗位上，但是並不是做回原來的工作，而是找一份新的工作。即使妳知道這正確的選擇，但是對於這一份嶄新的工作，很可能又會感到缺乏自信。

假如妳考慮到所有的事情，而要成功地照顧家裡與看顧孩子，其中所包含的技術，也可以應用在工作場所中。近幾年來，人們已經有重新評估作為母親所需要的技巧趨勢。如果妳坐下來，寫下妳在家中所做的事，妳會發現身為一個母親與家庭管理所需要的技巧竟如此包羅萬象。

●對於家庭支出所需要的財政技巧。

●從事各方面與家庭管理有關的活動，同時照顧一家所需要的管理技巧，以及負責任與做決定的技巧。

●處理日常的人際關係，以及維持和平、和諧的溝通技巧。

●在同一時間內，解決許多事情，顯示具有良好的適應能力，富於彈性、可信賴，以及可以如期完成工作。

照顧妳自己

本書的目的是在幫助生下孩子的母親在最初的幾個月內，很快地恢復生活的日常軌道。在接下來的數個月與數年內，妳的生活需要常進行調整。在這期間，也許妳擁有更多的小孩，而年長的雙親也愈來愈依賴妳，妳可能會回到工作崗位上，或是擁有新的興趣與嗜好。這種種的改變與要求將加諸在妳身上，因此妳必須適當地把自己視為個體，來照顧自己，而不只是注意到他人對妳的要求。

根據婦女國家委員會的報告，另一發現則與預防性照料有關，女性健康中心對於預防性的照料因地區的不同，而有所不同。在診所與中心中，也提供這方面的照料。這些診所或中心極度關心女性的健康，並提供完整的健康檢查。最初的計劃即為女性而設，要成為女性的支柱，而不只是吸引生病、正在懷孕或想要接受避孕建議的女性而已。這觀念是他們想要鼓勵女性對於維持自己的健康負更多的責任，提供自助團體或個別指導，使因經前問題或更年期問題、性生活問題，以及有煙癮與酒癮問題的人，從痛苦中解放出來。

在國家婦女委員會所做的調查中，約百分之四十二的女性表示，她們並不知道當地有女性健康中心的存在，但是受訪的人中，有更多的人表示，女性健康中心已經在與健康有關的事項上，做了很大的貢獻。如果這些機構對女性是有所裨益的，為何女性不積極地去了解這些機構呢？

在妳的住所附近，是否有這一類的中心呢？

假如有這一類中心的存在，又提供哪一些服務呢？

如果沒有的話，又為甚麼呢？

妳可以先向當地的健康社區委員會著手詢問，有關對於女性的健康提供哪一些服務。在許多地區，家庭計劃診所被稱為女性健康診所，但是並沒有提供更廣泛服務的機構來服務。女性似乎不需要有關避孕的資訊，就不會到這些中心來。許多婦女表示，她們覺得很羞於向全職的外科醫生請教有關傷勢的問題，尤其對方是男性的時候。在曼徹斯特的一項研究中發現，三分之二的女性參加女性健康診所，而發現她們有許多不需診療的問題。

我們有權利去了解有關我們健康的建議與資訊，而預期這些資訊與建議給予我們最合適的方式。大部份健康照料的決策者和預算負責人都是男性，對於女性所要面對的特殊問題並沒有充分的了解。在這種情況下，我們似乎並沒有得到充分應有的重視。唯一尋求改變的方法，是不斷要求我們所需要的。

不論妳的生活是多麼忙碌，也不要忽視自己的健康。要定期地接受子宮抹片檢查，這種檢查可以查出子宮頸部是否有癌細胞的生成，早期檢查，有助於早期治療，而增加治癒的機會。如果在產後接受子宮抹片檢查，以後的每三～五年就要接受檢查一次。要記錄檢查的日期，假如沒有從醫生那兒得到檢查的通知，應該向他詢問。

乳癌是女性最常罹患的癌症，但是如果早期發現，而給予足夠的治療，便有很大的治癒機會。一旦停止哺乳，每個月應該自我檢查乳房一次。可以請衛生所或醫師指導妳如何正確地檢查乳房。妳會逐漸地熟悉檢查乳房的方式。如果在外形上有特殊的改變或觸覺，例如，有特別的突起或腫塊，應該儘快地去看醫生。大部份的腫塊是無害的，但是最好是確定一下。假如有任何問題，任何延遲只會增加危害健康的危機。

乳房X光檢查是一種X光照射檢查，可以顯示乳房組織在早期的變化。通常，只建議五十歲以上的婦女接受這一類檢查，除非有特別的問題，而需要這進一步的檢查，或是妳的家族中，有乳癌的病歷史。

抽煙是主要危害健康與導致死亡的原因。抽煙的時間愈長，危害健康的機會就愈大。不幸的是，年輕女性的抽煙人口有增加的趨勢。好消息是只要儘快地戒煙，就可以大大地減少健康所受到的危害。在懷孕期間，應該要戒煙，或是至少減少抽煙量。如果妳已經戒煙，不要再想要抽煙。

假如已經減少抽煙的量，現在試著戒煙是很好的。有抽煙的雙親的嬰兒，呼吸道較容易受到感染，因此如果妳本身戒煙成功，妳可以幫助家人戒煙。要戒煙並不容易，但是有一些小策略有助於成功地戒煙。知道為何而戒煙，是戒煙的第一步。每週寫日記，並記錄下抽煙的時刻，以及當時發生了甚麼事，還有妳的感受。

●妳是否以抽煙來增加自己的自信？

●妳是否以抽煙來集中注意力？

●妳是否以抽煙來緩和壓力呢？

●是否在用過茶點或飯後抽煙，只是妳的習慣？

在辨識出妳是在何時與為何而抽煙時，可以利用其他方式來取代抽煙，或是在很想抽煙的時候，做別的事情。學習以其他的方式來放鬆自己。

許多人害怕在戒煙以後會發胖。這並不是不可能的，然而這也不能成為不戒煙的原因。抽煙是比體重超重更可怕的一個因素。因為戒煙所造成的新陳代謝效果所增加的體重，只是大約一・八——二・三公斤（四～五磅）而已。許多人在戒煙時，經常以補償性的食物來取代煙，如果他們所食用的是高脂肪與高糖類的小吃，這也是導致肥胖的原因。因此，要儘量地以正面的態度來看待戒煙的好處。

●想一想在健康上獲益良多，同時也省下了不少錢。

●選擇壓力較小的時候來戒煙。選一天不抽煙。

●想一想當初未抽煙的情況。妳可以坐在戒煙區，在有人遞煙給妳的時候，向對方說「謝謝，我不抽煙」，而不是說「我正試著戒煙」。

●一次先戒一天煙。

要知道妳並不孤單，已經有上百萬的人成功地戒煙了。假如有任何副作用，最初的幾週將會是最糟而又令妳感到一塌糊塗地，但是這一切都會成為過去。數週以後，煙癮會愈來愈輕，而妳也會覺得自己愈來愈健康。

良好的健康

良好的健康有助於在各方面提昇生活的品質——身體、生理與社交方面，而不只是避免罹患疾病而已。

要擁有良好的健康，責任都在於我們身上。這有助於正面地改變妳的生活型態，不僅是能使妳擁有健康與良好的生活環境，對妳的家人也具有正面的影響。晉升為母親的最初幾週與幾個月，是重新意識到自己的身體的階段，這時妳會發現在妳做過適度與愉悅的運動以後，身體是感到多麼地好。

這時，妳會改變過去幾年來固有的價值與態度。這很可能是個人成長與發展人際關係的時間，也是學習許多新技巧的時間。

目前就意識到身體健康與生活型態的重要性，可以避免晚年生活的一些問題。了解到擁有獨立性與責任感的重要性，妳會發現妳的自尊增強，而妳享受身為人母的快樂與生活的其他層面，都會大大地增進。

其他母親的意見

我很高興自己參加了國家生產基金會所安排的運動課程，這是我一生中的轉捩點，我因為運動而感到更加舒暢，並且找到了一個方向，讓我知道自己比想像中還要健康。我很享受產後課程的安排，而這也使我想要參與更多的富有活力的課程。

這似乎是讓妳發現過去好幾年來所擁有的價值觀與態度的時刻。這很可能是發展自我與人際關係，以及學習新技巧的時間。

我覺得現在加入俱樂部——我和母親可以有聊不完的話。

我的母親和我一樣地愛它，我們有許多共同點，我們可以互相交談，而我知道我不會令它感到無聊。

了解到健康的身體與生活型態的重要性，以長遠的眼光看來，可以避免老年後的問題。了解到擁有獨立性與責任感的重要性，可以增強自己的自尊，大大地增進身為人母的快樂與生活的其他層面。

我會很嚴厲地要求人們，不要這麼早來拜訪我。除了妳的母親在最初幾週可以來以外，其他人最好是不要來。那些期待被奉養的親戚，是最令人感到困擾的。

試著自己穿衣服。

我以前並不想要一個娃娃，但是現在卻感覺真好。

準備好後，冷藏起來，或是買速食的食品。

需要有長時間外出的準備。要先準備一個嬰兒揹袋，然後把準備好的東西一一安置好。

早一點給嬰兒用奶瓶——在後來，會變得較好。

在我的臥房裡，有一個手提電視——這使我足不出戶，也能得知天下事。

我所提出的好建議，即享受與嬰兒在一起的每一天。較年長的母親與我的母親指出，花時間在指望孩子會微笑、坐立、走、說話等，是很容易打發時間的。妳會忘記享受這些時刻，因為在後來才會了解到曾與他們度過最美好的時刻。在期待嬰兒趕快長大的過程中，美好的時光很快地就流逝了。最初的日子裡，在我感到疲倦的時候，兒子也酣睡於夢鄉裡，對我的助益甚大。

我想，在迎接孩子的到來以前，和已經擁有小孩的母親交談，是很有益的。雖然，後來我才發現實際上並沒有人告訴我真正美好的那一部份。

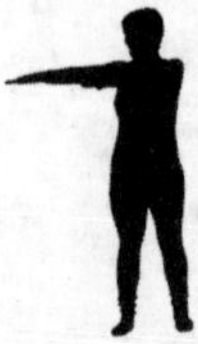

・法律專欄連載・電腦編號 58

台大法學院 法律學系／策劃
法律服務社／編著

①別讓您的權利睡著了[1]	200元
②別讓您的權利睡著了[2]	200元

・秘傳占卜系列・電腦編號 14

①手相術	淺野八郎著	150元
②人相術	淺野八郎著	150元
③西洋占星術	淺野八郎著	150元
④中國神奇占卜	淺野八郎著	150元
⑤夢判斷	淺野八郎著	150元
⑥前世、來世占卜	淺野八郎著	150元
⑦法國式血型學	淺野八郎著	150元
⑧靈感、符咒學	淺野八郎著	150元
⑨紙牌占卜學	淺野八郎著	150元
⑩ＥＳＰ超能力占卜	淺野八郎著	150元
⑪猶太數的秘術	淺野八郎著	150元
⑫新心理測驗	淺野八郎著	150元

・趣味心理講座・電腦編號 15

①性格測驗１	探索男與女	淺野八郎著	140元
②性格測驗２	透視人心奧秘	淺野八郎著	140元
③性格測驗３	發現陌生的自己	淺野八郎著	140元
④性格測驗４	發現你的真面目	淺野八郎著	140元
⑤性格測驗５	讓你們吃驚	淺野八郎著	140元
⑥性格測驗６	洞穿心理盲點	淺野八郎著	140元
⑦性格測驗７	探索對方心理	淺野八郎著	140元
⑧性格測驗８	由吃認識自己	淺野八郎著	140元
⑨性格測驗９	戀愛知多少	淺野八郎著	140元

⑩性格測驗10　由裝扮瞭解人心　淺野八郎著　140元
⑪性格測驗11　敲開內心玄機　淺野八郎著　140元
⑫性格測驗12　透視你的未來　淺野八郎著　140元
⑬血型與你的一生　淺野八郎著　140元
⑭趣味推理遊戲　淺野八郎著　140元

・婦 幼 天 地・電腦編號 16

①八萬人減肥成果　黃靜香譯　150元
②三分鐘減肥體操　楊鴻儒譯　150元
③窈窕淑女美髮秘訣　柯素娥譯　130元
④使妳更迷人　成　玉譯　130元
⑤女性的更年期　官舒妍編譯　130元
⑥胎內育兒法　李玉瓊編譯　120元
⑦早產兒袋鼠式護理　唐岱蘭譯　200元
⑧初次懷孕與生產　婦幼天地編譯組　180元
⑨初次育兒12個月　婦幼天地編譯組　180元
⑩斷乳食與幼兒食　婦幼天地編譯組　180元
⑪培養幼兒能力與性向　婦幼天地編譯組　180元
⑫培養幼兒創造力的玩具與遊戲　婦幼天地編譯組　180元
⑬幼兒的症狀與疾病　婦幼天地編譯組　180元
⑭腿部苗條健美法　婦幼天地編譯組　150元
⑮女性腰痛別忽視　婦幼天地編譯組　150元
⑯舒展身心體操術　李玉瓊編譯　130元
⑰三分鐘臉部體操　趙薇妮著　120元
⑱生動的笑容表情術　趙薇妮著　120元
⑲心曠神怡減肥法　川津祐介著　130元
⑳內衣使妳更美麗　陳玄茹譯　130元
㉑瑜伽美姿美容　黃靜香編著　150元
㉒高雅女性裝扮學　陳珮玲譯　180元
㉓蠶糞肌膚美顏法　坂梨秀子著　160元
㉔認識妳的身體　李玉瓊譯　160元
㉕產後恢復苗條體態　居理安・芙萊喬著　200元
㉖正確護髮美容法　山崎伊久江著　180元

・青 春 天 地・電腦編號 17

①A血型與星座　柯素娥編譯　120元
②B血型與星座　柯素娥編譯　120元
③O血型與星座　柯素娥編譯　120元
④AB血型與星座　柯素娥編譯　120元

⑤青春期性教室	呂貴嵐編譯	130元
⑥事半功倍讀書法	王毅希編譯	130元
⑦難解數學破題	宋釗宜編譯	130元
⑧速算解題技巧	宋釗宜編譯	130元
⑨小論文寫作秘訣	林顯茂編譯	120元
⑪中學生野外遊戲	熊谷康編著	120元
⑫恐怖極短篇	柯素娥編譯	130元
⑬恐怖夜話	小毛驢編譯	130元
⑭恐怖幽默短篇	小毛驢編譯	120元
⑮黑色幽默短篇	小毛驢編譯	120元
⑯靈異怪談	小毛驢編譯	130元
⑰錯覺遊戲	小毛驢編譯	130元
⑱整人遊戲	小毛驢編譯	120元
⑲有趣的超常識	柯素娥編譯	130元
⑳哦！原來如此	林慶旺編譯	130元
㉑趣味競賽100種	劉名揚編譯	120元
㉒數學謎題入門	宋釗宜編譯	150元
㉓數學謎題解析	宋釗宜編譯	150元
㉔透視男女心理	林慶旺編譯	120元
㉕少女情懷的自白	李桂蘭編譯	120元
㉖由兄弟姊妹看命運	李玉瓊編譯	130元
㉗趣味的科學魔術	林慶旺編譯	150元
㉘趣味的心理實驗室	李燕玲編譯	150元
㉙愛與性心理測驗	小毛驢編譯	130元
㉚刑案推理解謎	小毛驢編譯	130元
㉛偵探常識推理	小毛驢編譯	130元
㉜偵探常識解謎	小毛驢編譯	130元
㉝偵探推理遊戲	小毛驢編譯	130元
㉞趣味的超魔術	廖玉山編著	150元
㉟趣味的珍奇發明	柯素娥編著	150元

・健康天地・電腦編號18

①壓力的預防與治療	柯素娥編譯	130元
②超科學氣的魔力	柯素娥編譯	130元
③尿療法治病的神奇	中尾良一著	130元
④鐵證如山的尿療法奇蹟	廖玉山譯	120元
⑤一日斷食健康法	葉慈容編譯	120元
⑥胃部強健法	陳炳崑譯	120元
⑦癌症早期檢查法	廖松濤譯	130元
⑧老人痴呆症防止法	柯素娥編譯	130元

⑨松葉汁健康飲料	陳麗芬編譯	130元
⑩揉肚臍健康法	永井秋夫著	150元
⑪過勞死、猝死的預防	卓秀貞編譯	130元
⑫高血壓治療與飲食	藤山順豐著	150元
⑬老人看護指南	柯素娥編譯	150元
⑭美容外科淺談	楊啟宏著	150元
⑮美容外科新境界	楊啟宏著	150元
⑯鹽是天然的醫生	西英司郎著	140元
⑰年輕十歲不是夢	梁瑞麟譯	200元
⑱茶料理治百病	桑野和民著	180元
⑲綠茶治病寶典	桑野和民著	150元
⑳杜仲茶養顏減肥法	西田博著	150元
㉑蜂膠驚人療效	瀨長良三郎著	150元
㉒蜂膠治百病	瀨長良三郎著	150元
㉓醫藥與生活	鄭炳全著	160元
㉔鈣聖經	落合敏著	180元
㉕大蒜聖經	木下繁太郎著	160元

・實用女性學講座・電腦編號 19

①解讀女性內心世界	島田一男著	150元
②塑造成熟的女性	島田一男著	150元

・校 園 系 列・電腦編號 20

①讀書集中術	多湖輝著	150元
②應考的訣竅	多湖輝著	150元
③輕鬆讀書贏得聯考	多湖輝著	150元
④讀書記憶秘訣	多湖輝著	150元
⑤視力恢復！超速讀術	江錦雲譯	160元

・實用心理學講座・電腦編號 21

①拆穿欺騙伎倆	多湖輝著	140元
②創造好構想	多湖輝著	140元
③面對面心理術	多湖輝著	140元
④偽裝心理術	多湖輝著	140元
⑤透視人性弱點	多湖輝著	140元
⑥自我表現術	多湖輝著	150元
⑦不可思議的人性心理	多湖輝著	150元
⑧催眠術入門	多湖輝著	150元

⑨責罵部屬的藝術　多湖輝著　150元
⑩精神力　多湖輝著　150元
⑪厚黑說服術　多湖輝著　150元
⑫集中力　多湖輝著　150元
⑬構想力　多湖輝著　150元
⑭深層心理術　多湖輝著　160元
⑮深層語言術　多湖輝著　160元
⑯深層說服術　多湖輝著　180元

・超現實心理講座・電腦編號22

①超意識覺醒法　詹蔚芬編譯　130元
②護摩秘法與人生　劉名揚編譯　130元
③秘法！超級仙術入門　陸　明譯　150元
④給地球人的訊息　柯素娥編著　150元
⑤密教的神通力　劉名揚編著　130元
⑥神秘奇妙的世界　平川陽一著　180元

・養 生 保 健・電腦編號23

①醫療養生氣功　黃孝寬著　250元
②中國氣功圖譜　余功保著　230元
③少林醫療氣功精粹　井玉蘭著　250元
④龍形實用氣功　吳大才等著　220元
⑤魚戲增視強身氣功　宮　嬰著　220元
⑥嚴新氣功　前新培金著　250元
⑦道家玄牝氣功　張　章著　180元
⑧仙家秘傳袪病功　李遠國著　160元
⑨少林十大健身功　秦慶豐著　180元
⑩中國自控氣功　張明武著　220元

・社會人智囊・電腦編號24

①糾紛談判術　清水增三著　160元
②創造關鍵術　淺野八郎　150元
③觀人術　淺野八郎　180元

・精 選 系 列・電腦編號25

①毛澤東與鄧小平　渡邊利夫等著　280元

・心 靈 雅 集・電腦編號00

①禪言佛語看人生	松濤弘道著	180元
②禪密教的奧秘	葉逯謙譯	120元
③觀音大法力	田口日勝著	120元
④觀音法力的大功德	田口日勝著	120元
⑤達摩禪106智慧	劉華亭編譯	150元
⑥有趣的佛教研究	葉逯謙編譯	120元
⑦夢的開運法	蕭京凌譯	130元
⑧禪學智慧	柯素娥編譯	130元
⑨女性佛教入門	許俐萍譯	110元
⑩佛像小百科	心靈雅集編譯組	130元
⑪佛教小百科趣談	心靈雅集編譯組	120元
⑫佛教小百科漫談	心靈雅集編譯組	150元
⑬佛教知識小百科	心靈雅集編譯組	150元
⑭佛學名言智慧	松濤弘道著	180元
⑮釋迦名言智慧	松濤弘道著	180元
⑯活人禪	平田精耕著	120元
⑰坐禪入門	柯素娥編譯	120元
⑱現代禪悟	柯素娥編譯	130元
⑲道元禪師語錄	心靈雅集編譯組	130元
⑳佛學經典指南	心靈雅集編譯組	130元
㉑何謂「生」 阿含經	心靈雅集編譯組	150元
㉒一切皆空 般若心經	心靈雅集編譯組	150元
㉓超越迷惘 法句經	心靈雅集編譯組	130元
㉔開拓宇宙觀 華嚴經	心靈雅集編譯組	130元
㉕真實之道 法華經	心靈雅集編譯組	130元
㉖自由自在 涅槃經	心靈雅集編譯組	130元
㉗沈默的教示 維摩經	心靈雅集編譯組	150元
㉘開通心眼 佛語佛戒	心靈雅集編譯組	130元
㉙揭秘寶庫 密教經典	心靈雅集編譯組	130元
㉚坐禪與養生	廖松濤譯	110元
㉛釋尊十戒	柯素娥編譯	120元
㉜佛法與神通	劉欣如編著	120元
㉝悟（正法眼藏的世界）	柯素娥編譯	120元
㉞只管打坐	劉欣如編譯	120元
㉟喬答摩・佛陀傳	劉欣如編著	120元
㊱唐玄奘留學記	劉欣如編譯	120元
㊲佛教的人生觀	劉欣如編譯	110元
㊳無門關（上卷）	心靈雅集編譯組	150元

㊴無門關（下卷）	心靈雅集編譯組	150元
㊵業的思想	劉欣如編著	130元
㊶佛法難學嗎	劉欣如著	140元
㊷佛法實用嗎	劉欣如著	140元
㊸佛法殊勝嗎	劉欣如著	140元
㊹因果報應法則	李常傳編	140元
㊺佛教醫學的奧秘	劉欣如編著	150元
㊻紅塵絕唱	海　若著	130元
㊼佛教生活風情	洪丕謨、姜玉珍著	220元
㊽行住坐臥有佛法	劉欣如著	160元
㊾起心動念是佛法	劉欣如著	160元

・經營管理・電腦編號01

◎創新經營管理六十六大計（精）	蔡弘文編	780元
①如何獲取生意情報	蘇燕謀譯	110元
②經濟常識問答	蘇燕謀譯	130元
③股票致富68秘訣	簡文祥譯	100元
④台灣商戰風雲錄	陳中雄著	120元
⑤推銷大王秘錄	原一平著	100元
⑥新創意・賺大錢	王家成譯	90元
⑦工廠管理新手法	琪　輝著	120元
⑧奇蹟推銷術	蘇燕謀譯	100元
⑨經營參謀	柯順隆譯	120元
⑩美國實業24小時	柯順隆譯	80元
⑪撼動人心的推銷法	原一平著	150元
⑫高竿經營法	蔡弘文編	120元
⑬如何掌握顧客	柯順隆譯	150元
⑭一等一賺錢策略	蔡弘文編	120元
⑯成功經營妙方	鐘文訓著	120元
⑰一流的管理	蔡弘文編	150元
⑱外國人看中韓經濟	劉華亭譯	150元
⑲企業不良幹部群相	琪輝編著	120元
⑳突破商場人際學	林振輝編著	90元
㉑無中生有術	琪輝編著	140元
㉒如何使女人打開錢包	林振輝編著	100元
㉓操縱上司術	邑井操著	90元
㉔小公司經營策略	王嘉誠著	100元
㉕成功的會議技巧	鐘文訓編譯	100元
㉖新時代老闆學	黃柏松編著	100元
㉗如何創造商場智囊團	林振輝編譯	150元

㉘十分鐘推銷術	林振輝編譯	120元
㉙五分鐘育才	黃柏松編譯	100元
㉚成功商場戰術	陸明編譯	100元
㉛商場談話技巧	劉華亭編譯	120元
㉜企業帝王學	鐘文訓譯	90元
㉝自我經濟學	廖松濤編譯	100元
㉞一流的經營	陶田生編著	120元
㉟女性職員管理術	王昭國編譯	120元
㊱ＩＢＭ的人事管理	鐘文訓編譯	150元
㊲現代電腦常識	王昭國編譯	150元
㊳電腦管理的危機	鐘文訓編譯	120元
㊴如何發揮廣告效果	王昭國編譯	150元
㊵最新管理技巧	王昭國編譯	150元
㊶一流推銷術	廖松濤編譯	150元
㊷包裝與促銷技巧	王昭國編譯	130元
㊸企業王國指揮塔	松下幸之助著	120元
㊹企業精銳兵團	松下幸之助著	120元
㊺企業人事管理	松下幸之助著	100元
㊻華僑經商致富術	廖松濤編譯	130元
㊼豐田式銷售技巧	廖松濤編譯	120元
㊽如何掌握銷售技巧	王昭國編著	130元
㊿洞燭機先的經營	鐘文訓編譯	150元
52新世紀的服務業	鐘文訓編譯	100元
53成功的領導者	廖松濤編譯	120元
54女推銷員成功術	李玉瓊編譯	130元
55ＩＢＭ人才培育術	鐘文訓編譯	100元
56企業人自我突破法	黃琪輝編著	150元
58財富開發術	蔡弘文編著	130元
59成功的店舖設計	鐘文訓編著	150元
61企管回春法	蔡弘文編著	130元
62小企業經營指南	鐘文訓編譯	100元
63商場致勝名言	鐘文訓編譯	150元
64迎接商業新時代	廖松濤編譯	100元
66新手股票投資入門	何朝乾　編	180元
67上揚股與下跌股	何朝乾編譯	180元
68股票速成學	何朝乾編譯	180元
69理財與股票投資策略	黃俊豪編著	180元
70黃金投資策略	黃俊豪編著	180元
71厚黑管理學	廖松濤編譯	180元
72股市致勝格言	呂梅莎編譯	180元
73透視西武集團	林谷燁編譯	150元

⑯巡迴行銷術	陳蒼杰譯	150元
⑰推銷的魔術	王嘉誠譯	120元
⑱60秒指導部屬	周蓮芬編譯	150元
⑲精銳女推銷員特訓	李玉瓊編譯	130元
⑳企劃、提案、報告圖表的技巧	鄭 汶 譯	180元
㉑海外不動產投資	許達守編譯	150元
㉒八百伴的世界策略	李玉瓊譯	150元
㉓服務業品質管理	吳宜芬譯	180元
㉔零庫存銷售	黃東謙編譯	150元
㉕三分鐘推銷管理	劉名揚編譯	150元
㉖推銷大王奮鬥史	原一平著	150元
㉗豐田汽車的生產管理	林谷燁編譯	150元

・成功寶庫・電腦編號 02

①上班族交際術	江森滋著	100元
②拍馬屁訣竅	廖玉山編譯	110元
④聽話的藝術	歐陽輝編譯	110元
⑨求職轉業成功術	陳 義編著	110元
⑩上班族禮儀	廖玉山編著	120元
⑪接近心理學	李玉瓊編著	100元
⑫創造自信的新人生	廖松濤編著	120元
⑭上班族如何出人頭地	廖松濤編著	100元
⑮神奇瞬間瞑想法	廖松濤編譯	100元
⑯人生成功之鑰	楊意苓編著	150元
⑱潛在心理術	多湖輝 著	100元
⑲給企業人的諍言	鐘文訓編著	120元
⑳企業家自律訓練法	陳 義編譯	100元
㉑上班族妖怪學	廖松濤編著	100元
㉒猶太人縱橫世界的奇蹟	孟佑政編著	110元
㉓訪問推銷術	黃靜香編著	130元
㉕你是上班族中強者	嚴思圖編著	100元
㉖向失敗挑戰	黃靜香編著	100元
㉙機智應對術	李玉瓊編著	130元
㉚成功頓悟100則	蕭京凌編譯	130元
㉛掌握好運100則	蕭京凌編譯	110元
㉜知性幽默	李玉瓊編譯	130元
㉝熟記對方絕招	黃靜香編譯	100元
㉞男性成功秘訣	陳蒼杰編譯	130元
㊱業務員成功秘方	李玉瓊編著	120元
㊲察言觀色的技巧	劉華亭編著	130元

㊳一流領導力	施義彥編譯	120元
㊴一流說服力	李玉瓊編著	130元
㊵30秒鐘推銷術	廖松濤編譯	150元
㊶猶太成功商法	周蓮芬編譯	120元
㊷尖端時代行銷策略	陳蒼杰編著	100元
㊸顧客管理學	廖松濤編著	100元
㊹如何使對方說Yes	程　義編著	150元
㊺如何提高工作效率	劉華亭編著	150元
㊼上班族口才學	楊鴻儒譯	120元
㊽上班族新鮮人須知	程　義編著	120元
㊾如何左右逢源	程　義編著	130元
㊿語言的心理戰	多湖輝著	130元
51扣人心弦演說術	劉名揚編著	120元
53如何增進記憶力、集中力	廖松濤譯	130元
55性惡企業管理學	陳蒼杰譯	130元
56自我啟發200招	楊鴻儒編著	150元
57做個傑出女職員	劉名揚編著	130元
58靈活的集團營運術	楊鴻儒編著	120元
60個案研究活用法	楊鴻儒編著	130元
61企業教育訓練遊戲	楊鴻儒編著	120元
62管理者的智慧	程　義編譯	130元
63做個佼佼管理者	馬筱莉編譯	130元
64智慧型說話技巧	沈永嘉編譯	130元
66活用佛學於經營	松濤弘道著	150元
67活用禪學於企業	柯素娥編譯	130元
68詭辯的智慧	沈永嘉編譯	150元
69幽默詭辯術	廖玉山編譯	150元
70拿破崙智慧箴言	柯素娥編譯	130元
71自我培育・超越	蕭京凌編譯	150元
73深層語言術	多湖輝著	130元
74時間即一切	沈永嘉編譯	130元
75自我脫胎換骨	柯素娥譯	150元
76贏在起跑點—人才培育鐵則	楊鴻儒編譯	150元
77做一枚活棋	李玉瓊編譯	130元
78面試成功戰略	柯素娥編譯	130元
79自我介紹與社交禮儀	柯素娥編譯	150元
80說NO的技巧	廖玉山編譯	130元
81瞬間攻破心防法	廖玉山編譯	120元
82改變一生的名言	李玉瓊編譯	130元
83性格性向創前程	楊鴻儒編譯	130元
84訪問行銷新竅門	廖玉山編譯	150元

85無所不達的推銷話術	李玉瓊編譯	150元

・處世智慧・電腦編號03

①如何改變你自己	陸明編譯	120元
②人性心理陷阱	多湖輝著	90元
④幽默說話術	林振輝編譯	120元
⑤讀書36計	黃柏松編譯	120元
⑥靈感成功術	譚繼山編譯	80元
⑧扭轉一生的五分鐘	黃柏松編譯	100元
⑨知人、知面、知其心	林振輝譯	110元
⑩現代人的詭計	林振輝譯	100元
⑫如何利用你的時間	蘇遠謀譯	80元
⑬口才必勝術	黃柏松編譯	120元
⑭女性的智慧	譚繼山編譯	90元
⑮如何突破孤獨	張文志編譯	80元
⑯人生的體驗	陸明編譯	80元
⑰微笑社交術	張芳明譯	90元
⑱幽默吹牛術	金子登著	90元
⑲攻心說服術	多湖輝著	100元
⑳當機立斷	陸明編譯	70元
㉑勝利者的戰略	宋恩臨編譯	80元
㉒如何交朋友	安紀芳編著	70元
㉓鬥智奇謀（諸葛孔明兵法）	陳炳崑著	70元
㉔慧心良言	亦　奇著	80元
㉕名家慧語	蔡逸鴻主編	90元
㉗稱霸者啟示金言	黃柏松編譯	90元
㉘如何發揮你的潛能	陸明編譯	90元
㉙女人身態語言學	李常傳譯	130元
㉚摸透女人心	張文志譯	90元
㉛現代戀愛秘訣	王家成譯	70元
㉜給女人的悄悄話	妮倩編譯	90元
㉞如何開拓快樂人生	陸明編譯	90元
㉟驚人時間活用法	鐘文訓譯	80元
㊱成功的捷徑	鐘文訓譯	70元
㊲幽默逗笑術	林振輝著	120元
㊳活用血型讀書法	陳炳崑譯	80元
㊴心　燈	葉于模著	100元
㊵當心受騙	林顯茂譯	90元
㊶心・體・命運	蘇燕謀譯	70元
㊷如何使頭腦更敏銳	陸明編譯	70元

國立中央圖書館出版品預行編目資料

產後恢復苗條體態／Gillian Fletcher 著；劉名揚譯，
--初版，--臺北市；大展，民84
面；　公分，--（婦幼天地；25）
譯自：Get Into Shape After Childbirth
ISBN 957-557-506-7（平裝）

1. 運動與健康

411.71　84002656

原書名：Get Into Shape
After Childbirth
原作著：Gillian Fletcher ©1991
原出版：EBURY PRESS LONDON
著作權代理：BARDON-CHINESE MEDIA AGENCY

產後恢復苗條體態

ISBN 957-557-506-7

原著者／居理安・芙萊喬
編譯者／劉　名　揚
發行人／蔡　森　明
出版者／大展出版社有限公司
社　址／台北市北投區（石牌）
致遠一路二段12巷1號
電　話／(02) 8236031・8236033
傳　眞／(02) 8272069
郵政劃撥／0166955－1
登記證／局版臺業字第2171號

承印者／高星企業有限公司
裝　訂／日新裝訂所
排版者／千賓電腦打字有限公司
電　話／（02）8836052
初　版／1995年（民84年） 3月
定　價／ 200元

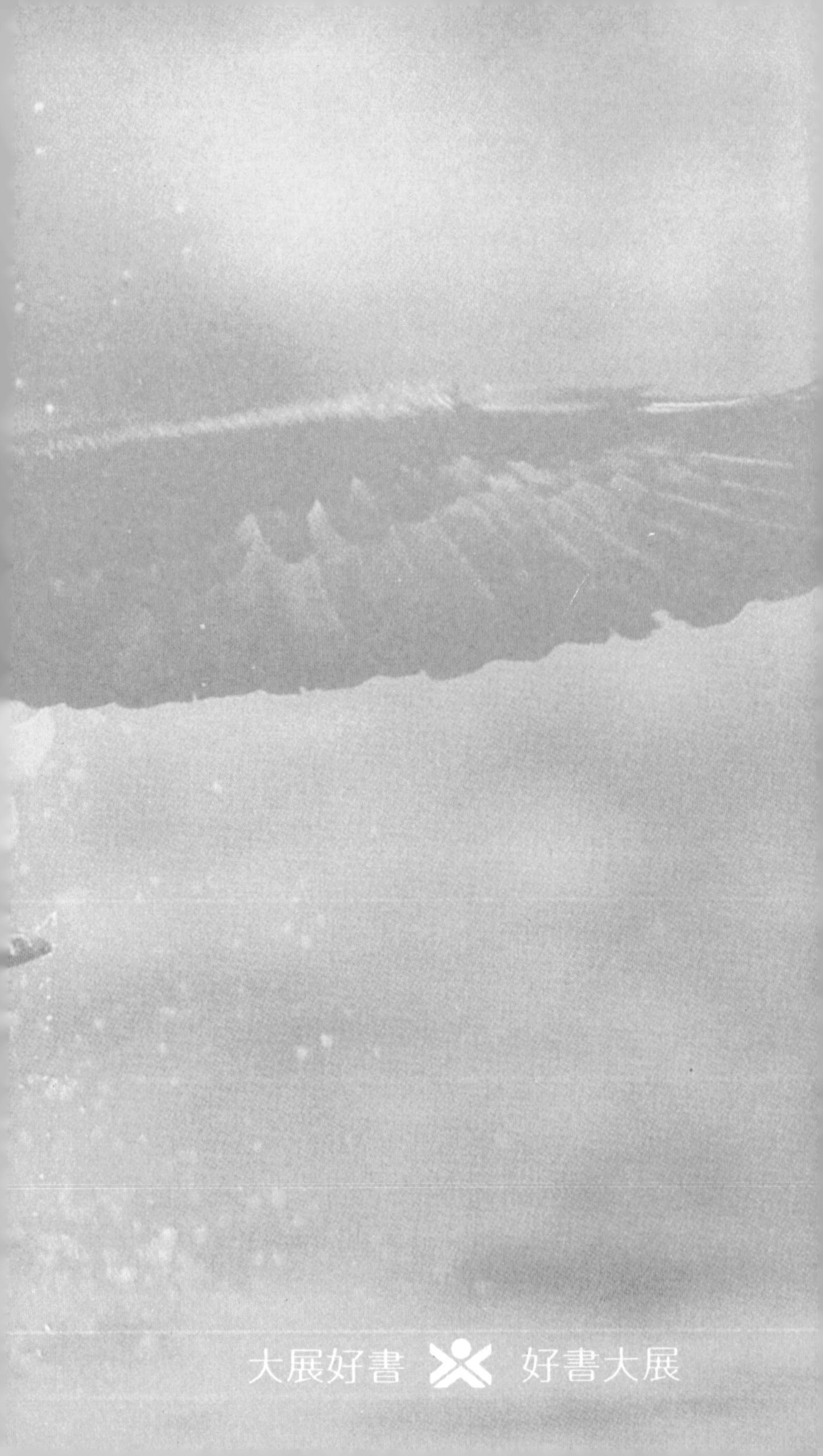

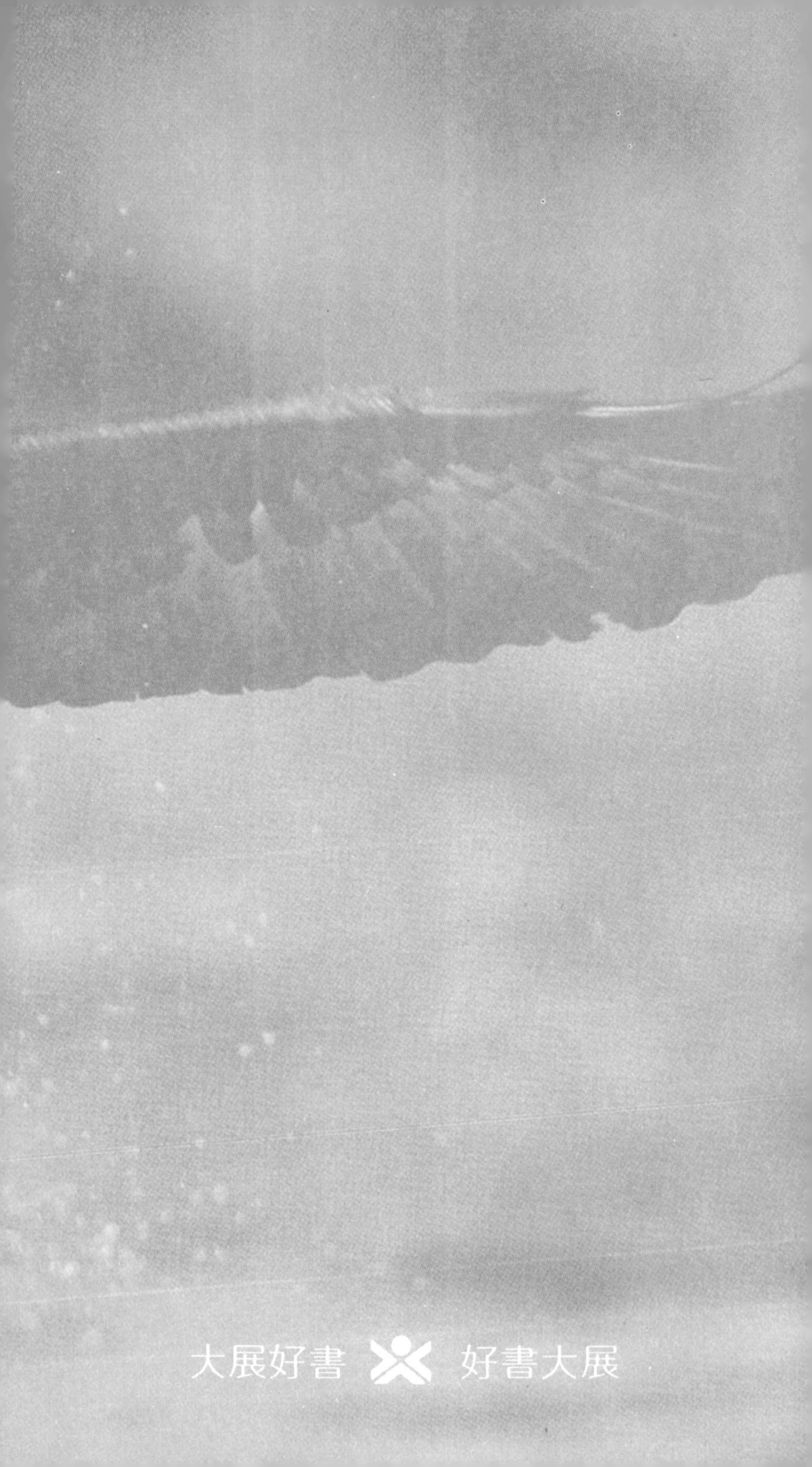
大展好書 好書大展

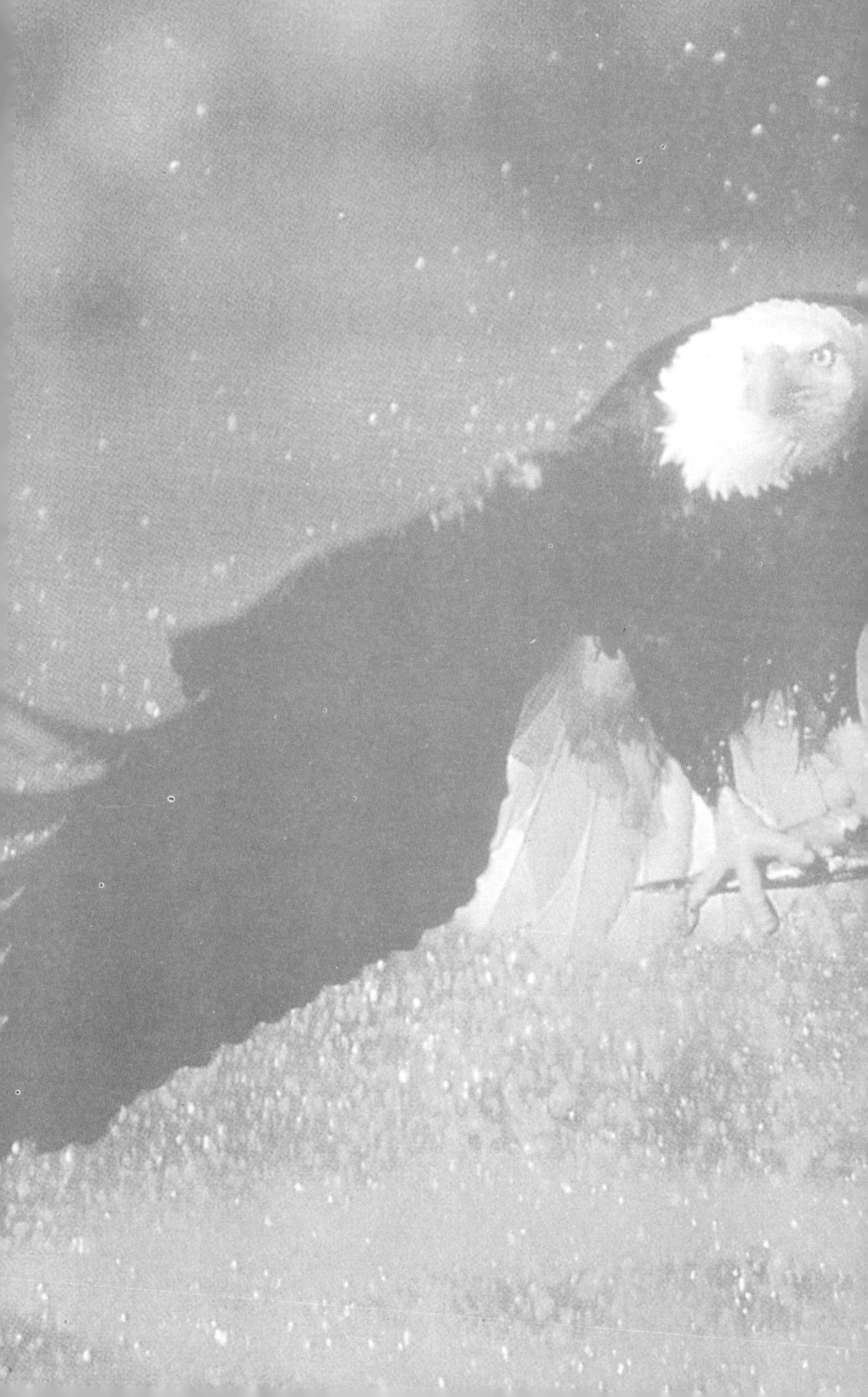

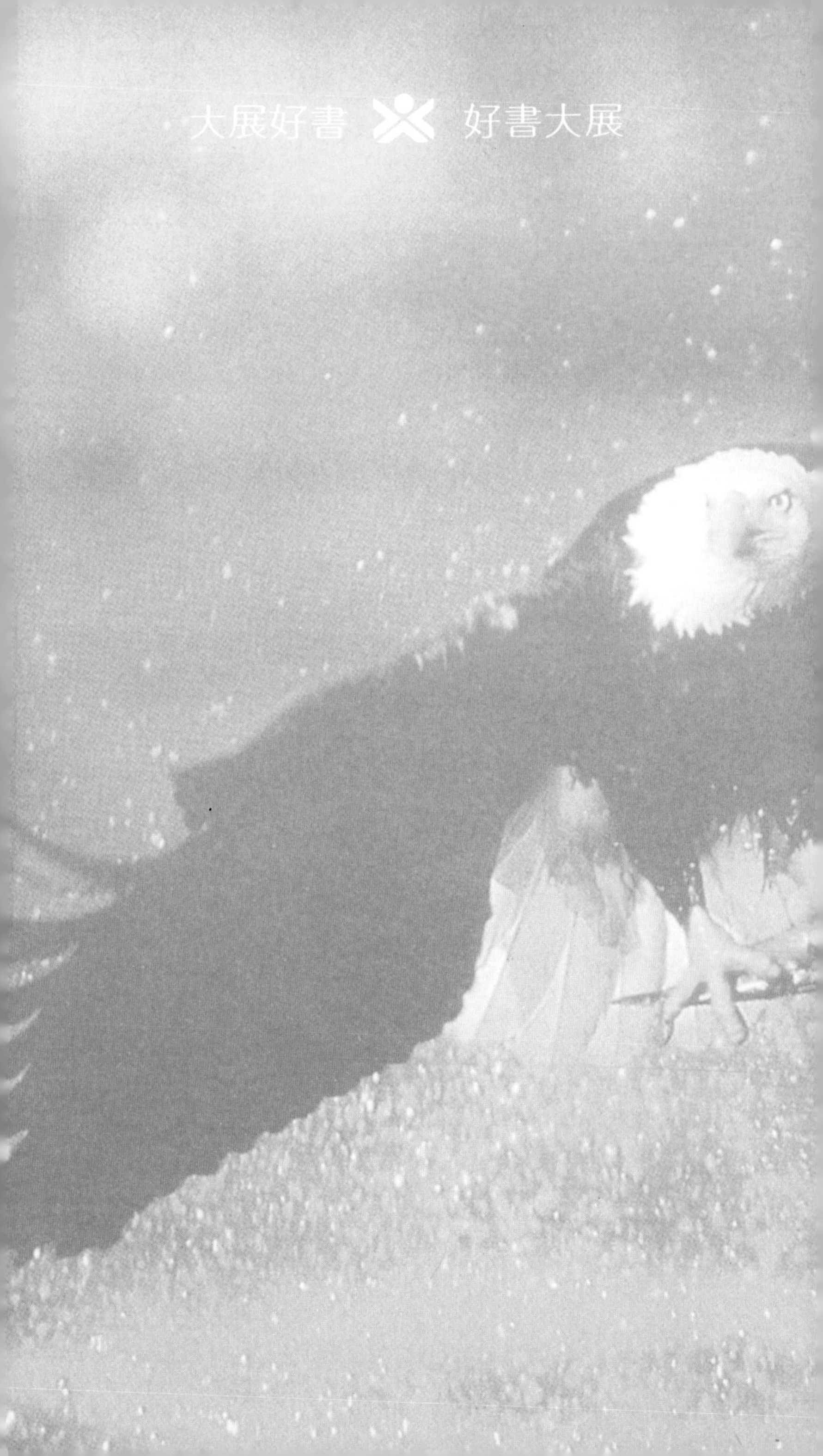